# Hypnose éricksonienne en groupe pour en finir avec les dépendances

# Hypnose éricksonienne en groupe pour en finir avec les dépendances

Teresa Robles
Armelle Touyarot

SATAS

Titre : Hypnose éricksoniennene en groupe pour en finir avec les dépendances

Auteur : Teresa Robles
Armelle Touyarot

Editeur : Satas s.a.
Chaussée de Ninove, 1072
1080 Bruxelles
Belgique
info@satas.com
www.satas.com



Mise en garde:
Cet ouvrage est destiné aux psychologues, psychothérapeutes et au public intéressé par la santé mentale. La lecture de ce livre ne dispense nullement de consulter un thérapeute compétent, au fait des règles de bonne pratique et des recommandations professionnelles les plus récentes.
Les auteurs et l'éditeur déclinent toute responsabilité quant à d'éventuels dommages résultant d'informations puisées dans cet ouvrage.



Imprimé dans l'Union Européenne

ISBN: 978-2-87293-179-8

Dépôt légal : Bibliothèque Royale de Belgique
n° D /2017/4664//08

# Table des matières

# Préface

## Consuelo Casula

Le livre écrit par Teresa Robles et Armelle Touyarot présente un intérêt pour, au moins, trois types de personnes : celles qui travaillent avec des groupes, formateurs, enseignants, coachs, psychologues, psychothérapeutes ; celles qui travaillent avec la dépendance aux aliments, aux drogues, à l'alcool ; et celles qui veulent simplement en savoir davantage sur l'efficacité de l'hypnose quand elle est associée à la Sagesse Universelle qui existe en chacun de nous, à l'utilisation de la respiration et à des exercices de réflexion sur notre vie, nos habitudes, nos émotions, nos croyances et nos apprentissages.

Les lecteurs qui connaissent déjà les livres de Teresa Robles sur la Sagesse Universelle seront enchantés d'apprendre à l'appliquer concrètement avec des groupes de personnes souffrant de dépendances de types variés. En effet, le livre propose un cadre théorique et de nombreux exercices utiles non seulement dans le champ des addictions ou dans le travail en groupe, mais aussi en consultation individuelle avec n'importe quel type de patient et pour différents types de problèmes.

Dans le travail présenté par Teresa Robles et Armelle Touyarot, aucun participant n'est obligé de faire les exercices à la maison ni de parler au sein du groupe. Le travail en groupe crée une communauté qui renforce la motivation et l'engagement vis-à-vis de soi-même de vivre une vie libérée des addictions qui ne sont plus nécessaires.

Chaque chapitre représente une séance de groupe avec différents exercices de réflexion sur la vie, les modèles acquis ou établis, sur les émotions ou les croyances limitantes qui ont contribué à la naissance et au développement des addictions.

Le livre présente une structure claire qui permet aux lecteurs de suivre le chemin proposé par les auteures. La structure prévoit que chaque réunion du groupe débute par un bilan du moment, en demandant aux participants comment s'est passée la semaine, s'ils ont mis en pratique ce qu'ils ont appris à la séance précédente, et les résultats obtenus. Puis l'animateur du groupe poursuit le travail par la présentation théorique des thèmes de la séance, suivie des commentaires des participants et du coordinateur. Chaque séance se termine par des instructions sur la façon d'utiliser ce qu'ils ont appris ce jour-là pendant la semaine suivante pour renforcer l'apprentissage.

Une idée importante est que nos comportements découlent parfois d'habitudes mises en place dans l'enfance, de schémas appris depuis tout petit ou « hérités » de nos prédécesseurs. À ce propos, je me souviens du cas d'une de mes patientes.

Ana vient en thérapie parce qu'elle a des crises de boulimie. Quand? Particulièrement quand elle va manger chez des amis et encore plus quand elle participe à des soirées, à des fêtes où il y a plein de monde, plein de choses à manger de toutes sortes. Quand la nourriture est abondante et gratuite, elle mange jusqu'à s'en faire mal, mais sans vomir.

Le travail avec Ana fait remonter le souvenir de sa grand-mère lui racontant souvent que, pendant la guerre, on mangeait seulement quand il y avait à manger. On ne savait pas si l'on pourrait manger le jour suivant ou s'il y aurait suffisamment de nourriture pour tout le monde. Personne n'était sûr qu'il y aurait suffisamment à manger pour tous chaque jour! Ils passaient parfois des jours sans rien manger. Il y avait une telle misère à cette époque! Ana se souvient comment mangeait sa grand-mère, sans laisser le moindre grain de riz dans l'assiette.

Aujourd'hui, Ana sait qu'elle et sa famille ne vivent plus dans une époque de famine, de pénurie alimentaire, mais que c'est plutôt tout le contraire. Aujourd'hui, on vit dans l'abondance, le réfrigérateur et le garde-manger sont tellement remplis qu'on a de quoi manger pendant une semaine sans avoir besoin d'aller acheter d'autres aliments.

Cette prise de conscience a été très importante dans le travail avec Ana qui a pu reconnaître que sa vie d'aujourd'hui est tellement différente de la vie de sa grand-mère pendant la guerre. Ana a cessé de s'identifier à la grand-mère, aux difficultés de la grand-mère, aux souffrances de la grand-mère. Ana n'est pas sa grand-mère et ne vit pas en temps de guerre et de famine.

Dans certains exercices, les participants doivent répéter « Je suis ». Ces deux mots, simples, ont un pouvoir magique qui aide les gens à se sentir uniques, différents des autres, irremplaçables, chacun avec ses propres besoins et ses propres désirs qu'il doit apprendre à distinguer. Parce que, quand nous avons soif, ou, mieux, quand notre corps nous informe qu'il a soif, il est sain de boire. De l'eau. Si au lieu de boire de l'eau, nous buvons du Coca-Cola ou de la bière ou du vin ou une autre boisson alcoolisée ou non alcoolisée, nous ne sommes pas en train d'écouter le simple besoin de notre corps mais un désir que nous pouvons remettre à plus tard, négliger, désamorcer, ou même ignorer et ne pas reconnaître.

Plus que des suggestions, le livre présente des exercices de réflexion sur nos propres émotions, pensées, comportements pour être davantage conscients, à double sens, conscients avec le cerveau gauche de la logique et de la rationalité, et conscients avec le cerveau droit des émotions et des intuitions. Et tout ce travail nous relie à la Sagesse Universelle, avec la sagesse du corps et la sagesse du changement automatique et naturel de la respiration.

Un autre côté intéressant de ce livre est l'utilisation du modèle classique des bases de la motivation selon Maslow. C'est très intéressant d'apprendre comment les auteures l'utilisent dans la pratique de la conduite de groupe pour les addictions.

Une autre idée importante est celle des masques que nous mettons dans certaines situations pour dissimuler ce que nous sommes vraiment. L'exercice aide à se rendre compte que nous pouvons quitter le masque de l'alcoolique, du boulimique, du toxicomane. Chacun de nous est bien plus que le masque qu'on se met de temps en temps pour se protéger de la peur ou du sentiment de ne pas être à sa place, ou pour montrer un visage différent. Nous sommes bien plus que le masque que nous utilisons pour nous protéger. Nous valons beaucoup plus que ce masque et c'est pourquoi nous pouvons le quitter et vivre mieux. Libres, authentiques. Sans les vieux masques de dépendance, on se sent libre de reconnaître ce que l'on est vraiment. À ce sujet, je me souviens de l'histoire du Bouddha en argile.

À Bangkok, il y avait un petit temple avec une grande statue de Bouddha en argile. À la suite d'une longue période de sécheresse, un moine remarqua que la statue était pleine de fissures. Il s'approcha pour mieux l'observer et s'aperçut qu'il émergeait une étrange lueur d'une fissure. En l'observant de plus près, il vit d'autres fissures qui étincelaient. Intrigué, il commença à gratter la terre et découvrit que la statue au-dessous de la terre était faite d'or.

Selon les spécialistes, la statue a été recouverte de terre, il y a plusieurs siècles, pour la protéger des pilleurs au cours des invasions. La statue a été protégée en permanence par la terre jusqu'en 1957, jusqu'à ce que la sécheresse fissure la terre et révèle le trésor protégé depuis tant d'années.

Le livre se termine par un exercice très puissant qui consiste à se donner de l'amour. Nous sommes les seuls à savoir la quantité et la qualité d'amour dont nous avons besoin ; c'est pourquoi nous seuls pouvons satisfaire notre besoin d'être aimés.

Quiconque participe au groupe de traitement des dépendances a besoin de motivation et de discipline pour mettre en pratique les exercices. Mais être en groupe, partager le travail, le commenter, exprimer les difficultés et les succès, travailler avec les thèmes universels partagés par tous les êtres humains, tout cela renforce le pouvoir de guérison du groupe et des individus. En travaillant avec les états amplifiés de conscience, on potentialise d'autant plus la force du groupe. Chaque participant du groupe, aidé du coordinateur, et pratiquant les exercices, apprend à se fier à la Sagesse Universelle qui fait son travail d'aide, grâce à la respiration. La respiration est de fait le mécanisme de changement naturel et bénéfique, qui s'auto-régule, s'auto-ajuste à la force créatrice de l'univers.

Pour se libérer de la dépendance, il est parfois nécessaire d'effacer les apprentissages qui nous ont amenés à la créer et à la maintenir comme dans l'exemple d'Ana. Pour cela, les auteures proposent des exercices avec des métaphores intéressantes : mettre un grain de sable dans les rouages pour enrayer un automatisme acquis, ou démêler une pelote inextricable en séparant chaque fil pour se débarrasser de croyances limitantes.

Ce livre propose des exercices pour travailler avec les différentes parties qui nous constituent, pour consolider la coopération des différentes parties, comme cela se fait pour produire l'harmonie dans un chant polyphonique, ou pour incorporer différents ingrédients quand on prépare une soupe ou un gâteau.

Pour se libérer des addictions, il est également important de vivre chaque instant, de vivre le présent, et d'apprendre à jouir de chaque instant que la vie nous offre, d'être reconnaissants de ce que nous avons reçu et de mettre en pratique les stratégies grâce à l'imagination créative pour décider de la destination que nous aimerions prendre et pour donner le contrôle à la partie qui veut le plus nous aider à réussir ce que nous voulons.

Afin de satisfaire le besoin de reconnaissance, il est un exercice très utile pour s'aimer et reconnaître nos besoins d'auto-réalisation.

Ce livre propose aussi des exercices pour être en paix avec nos erreurs et pour devenir ami avec les erreurs qui nous ont aidés à retrouver et à améliorer de vieux apprentissages.

Le livre se termine par une réflexion sur le processus d'apprentissage de chacun.

L'andragogie, c'est-à-dire la pédagogie pour les adultes, est différente de la pédagogie parce que les adultes apprennent quand ils sont intéressés et motivés et quand ce qu'ils apprennent est utile. Les adultes savent déjà beaucoup de choses et sélectionnent ce qu'ils veulent connaître en plus. Les nouveaux apprentissages se distinguent par leur utilité et la possibilité que le nouvel apprentissage permette à la personne de se sentir mieux.

L'adulte sait que l'on apprend par essais et erreurs, il sait que ce sont les erreurs qui nous font grandir.

À ce propos, il me revient le souvenir d'une interview d'un directeur d'édition. Le journaliste lui demanda quel était le secret de son succès. Le directeur répondit : « Deux mots : bonnes décisions ». Le journaliste lui demanda : « Et comment prenez-vous de bonnes décisions ? » « Un mot : expérience ». « Et qu'est-ce qui permet l'expérience ? » « Deux mots : mauvaises décisions ».

Je pense que c'est une bonne décision de lire ce livre et que vous allez en tirer profit.

Consuelo Casula
Milan, Italie, Mars 2017

# Introduction

Les dépendances sont un problème qui augmente à pas de géant et à tous les niveaux, qu'il s'agisse de dépendances à des substances ou à des comportements. C'est peut-être le « mal de notre temps ». La consommation de drogue et d'alcool s'est étendue et commence plus tôt. À Mexico, la drogue se vend à la sortie de certaines écoles primaires. Concernant l'alimentation, Mexico occupe la première place mondiale en matière d'obésité infantile. Dès le secondaire, on trouve déjà beaucoup d'adolescentes qui se laissent maltraiter par leurs partenaires par peur de les perdre. Le nombre de casinos autorisés a augmenté, et que dire des addictions aux jeux vidéo et à Internet.

Ce sont des problèmes à plusieurs niveaux, qui impliquent différents facteurs, personnels, familiaux, sociaux, culturels, et pour lesquels il semble ne pas y avoir de solutions simples. Plusieurs types de thérapies considèrent que ce sont des problèmes qui résistent aux traitements et qu'on manque de moyens pour y faire face.

C'est peut-être en raison de notre formation à la psychothérapie éricksonienne, à l'hypnose et aux thérapies brèves, ou parce que nous aimons relever des défis, que nous nous sommes mises à travailler sur ce type de problématique, pleines d'espoir, et en étant convaincues que nous possédons tous les ressources pour aller bien et qu'il existe des solutions et des chemins pour les atteindre. Et ce sont d'abord nos ressources à chacune que nous avons mises en commun pour élaborer ce travail éricksonien de groupe pour en finir avec les addictions, et le présenter dans ce Manuel. Ce livre est donc le résultat des croisements de deux cultures différentes, deux langues différentes, deux formations différentes, réunies sous une même bannière : une approche psychologique humaniste positiviste éricksonienne.

Ce manuel propose d'accompagner un groupe de personnes voulant en finir avec la dépendance dans cette recherche de ressources et dans la construction de solutions. David Campos, ami de Teresa Robles, enseignant au Centre Ericksonien de Morelia, parle des groupes comme d'un monde intermédiaire qui permet de tester le changement avant de le mettre en œuvre à l'extérieur.

Nous savons tous comme il est plus facile de donner des conseils avisés, de proposer des solutions pertinentes aux autres qu'à soi-même. Quand on a le nez collé sur le problème, il remplit le champ de vision. Il est alors difficile de le situer dans un environnement plus large et d'envisager des solutions. Pour citer Einstein, « On ne peut pas résoudre un problème avec les modes de pensées qui l'ont engendré. » C'est ainsi que le travail en groupe permet de trouver des solutions individuelles. Tout cela n'a fait que nous convaincre davantage de l'importance du groupe. Pas seulement comme un facteur d'aide et de solidarité, mais également du fait que le recours à des états amplifiés de conscience, comme l'est la transe hypnotique éricksonienne, permet d'amplifier la force et d'élargir la portée du travail en groupe.

Les motivations de chacun pour participer à ce groupe de travail sont diverses. Certains y viennent pour vraiment en tirer quelque chose pour eux-mêmes, d'autres pour faire plaisir à quelqu'un, d'autres encore parce qu'ils y sont obligés. C'est pourquoi, dès le début, on peut leur dire qu'ils sont là, et qu'ils vont continuer à venir, pour une raison ou pour une autre, et que nous allons mettre ces moments à profit. Nous sommes des êtres humains différents, mais nous avons surtout beaucoup de choses en commun, notamment l'envie d'aller bien, ou d'aller mieux. Et cela, c'est l'objectif de nos rencontres.

Ce livre est le troisième d'une série de manuels consacrés au travail en groupe avec les techniques éricksoniennes. Dans ces groupes, personne n'a besoin de parler de ce dont il ne veut pas parler. Pas plus qu'il n'est nécessaire de se remémorer des situations douloureuses ni de passer par la souffrance pour changer. Il suffit d'être motivé et discipliné pour participer et pratiquer les exercices qu'il faudra apprendre. Nous travaillons avec des thèmes universels, que nous partageons tous parce que nous sommes des êtres humains, et que partagent d'une manière particulière les personnes qui souffrent d'addictions.

L'objectif de ce groupe est d'en finir avec la dépendance, quelle qu'elle soit.

Comme nos autres manuels, celui-ci est écrit pour que n'importe quel professionnel de la santé puisse le mettre en application. Nous vous recommandons d'inviter les participants à prendre part à la conversation qui précède l'exercice, puis de lire l'exercice. Même nous, nous lisons aux groupes les exercices que nous avons écrits, parce qu'au moment où nous les avons écrits, nous avons pris tout le temps nécessaire pour penser chaque phrase, chaque mot, ce qui est impossible à faire quand on improvise. En plus des commentaires pour le coordinateur du groupe qui figurent dans chaque chapitre, nous aimerions ajouter ces commentaires généraux que nous incluons dans tous nos manuels et qui semblent des plus utiles, surtout pour ceux qui n'ont pas une formation complète en psychothérapie éricksonienne :

***Recommandations au coordinateur d'un groupe éricksonien***

1. Les points de suspension que vous allez rencontrer aussi bien dans les conversations hypnotiques qui correspondent à l'introduction des thèmes que dans les exercices, signifient qu'il faut marquer juste une petite pause pour permettre aux personnes qui vous écoutent de suivre leur cheminement intérieur et d'imaginer, de se souvenir, de ressentir. Quand il est nécessaire de marquer une pause plus importante, ce sera indiqué dans les commentaires au coordinateur du groupe.
2. Au cours des exercices, évitez de rendre la personne responsable du changement ; proposez-lui de laisser cette responsabilité aux mains de sa respiration pendant qu'elle observe ce qui se passe.
3. Évitez de porter l'attention sur les problèmes, portez-la sur les solutions.
4. Trouvez des apprentissages de mauvais moments que nous avons déjà surmontés.
5. Normalisez les situations qui se présentent en les situant dans le contexte où elles se sont produites, puis dans un meilleur contexte social, ce qui permet de comprendre qu'une autre personne dans cette situation aurait réagi de la même façon.
6. Repérez les croyances limitantes que les participants tiennent pour des postulats incontestables.
7. Utilisez le langage métaphorique qui est plus facile, plus riche et imaginatif, et qui ouvre la porte à l'état amplifié de conscience.
8. Commencez toujours le travail en le mettant dans les mains de la Sagesse Universelle. Profitez-en pour mentionner les noms que lui donnent les participants, par exemple : « De là où tu es, les yeux fermés, installe-toi *confortablement* et mets-toi en contact avec ta Sagesse Universelle (énoncer tous les noms qu'ils lui ont donnés), ton Essence, la Source… ».
9. Parlez de vous à la première personne, et citez des exemples de votre vie.
10. Respectez le silence de ceux qui ne veulent pas faire de commentaires.

Rappelez-vous qu'il ne s'agit pas d'un groupe thérapeutique, mais assurez-vous que tous aillent bien.

11. Quoi qu'il se passe pendant l'exercice, qu'il apparaisse ou pas des images, qu'il apparaisse ou pas des changements, suggérez que tout ce qui survient est convenable. Ce qui indique que le processus suit la bonne route, c'est l'apparition d'une sensation de bien-être ou d'une sensation agréable.
12. Si quelqu'un se sent mal pendant l'exercice, aidez-le à se mettre dans les mains de sa Sagesse Universelle (en utilisant le nom qu'il lui a donné) et dites-lui de ne pas s'en faire. Si nécessaire, demandez au reste du groupe d'imaginer ce qui se passe pour cette personne, de le résoudre avec leur respiration et de discuter des solutions. Dans certains cas, il peut être utile à la personne de faire une séance individuelle avec ces techniques pour finir de résoudre de vieilles situations qui ont pu resurgir, tout en continuant son chemin avec le groupe.
13. Si la Sagesse Universelle apparaît comme quelque chose d'obscur, de désagréable, de ridicule, qui incommode la personne, demandez à la Sagesse Universelle de chacun des participants de s'unir à la Sagesse Universelle de cette personne jusqu'à ce qu'elle se transforme en quelque chose d'agréable pour elle. Une autre possibilité est qu'ils imaginent tous une lumière ou une énergie rose (l'amour universel comme nous le verrons plus tard) qui passe à travers tous les membres du groupe jusqu'à la personne.
14. Avant de commencer chaque séance, nous vous recommandons de prendre un moment pour mettre ce travail dans les mains de votre propre Sagesse Universelle, de lui demander de parler à travers vous, et de placer dans votre bouche les mots appropriés et dans votre esprit les images et les idées nécessaires à cette séance.

Les 8 chapitres qui composent ce manuel peuvent être considérés comme les thèmes de 8 réunions de groupe.

Le premier chapitre introduit la Sagesse Universelle, principal maître d'œuvre du changement. Dans le deuxième chapitre, nous traiterons la relation à la dépendance. Le troisième chapitre porte sur les mécanismes qui entretiennent le problème et leur modification par la prise de contrôle. Le quatrième chapitre s'attache à renforcer la motivation et initier le mouvement vers un avenir souhaité. Le cinquième chapitre porte sur l'identification des facteurs de risques de rechute et la mise en place de stratégies. Dans les sixième et septième chapitres, il s'agit de favoriser le bien-être par l'identification et la satisfaction des besoins. Enfin, le huitième chapitre est consacré à relier tout ce qui a été appris au cours de ce travail en groupe et à se projeter, plein de nouvelles ressources, dans la mise en action.

# Chapitre 1

# Introduction à la Sagesse Universelle

## Présentation

Nous proposons de débuter la séance par une allocution de bienvenue et la présentation de chacun des participants, y compris le coordinateur, chacun donnant son prénom. Ensuite, le coordinateur expose la façon dont va fonctionner le groupe, ainsi que ses règles (horaires, coût et formes de paiement, absences), qui dépendent des critères de chaque institution.

Il est important de préciser qu'il ne s'agit pas d'un groupe de thérapie, en ce sens qu'il ne s'agit pas de travailler des thèmes spécifiques aux participants, mais qu'il s'agit d'un groupe où l'on va traiter des thèmes communs, universels, qui sont à l'origine de la dépendance et qui l'entretiennent. Si quelqu'un a besoin d'une thérapie, il peut la faire en même temps.

On peut dire :
Certains d'entre vous sont venus pour vraiment en tirer quelque chose pour eux-mêmes, d'autres sont venus pour faire plaisir à quelqu'un, d'autres encore parce qu'ils y sont obligés. Mais vous êtes là, vous avez tenu votre engagement, alors nous allons profiter le plus possible de ces moments. Nous sommes tous des êtres humains différents, mais nous avons surtout beaucoup de choses en commun, notamment l'envie d'aller bien, ou d'aller mieux. Et cela, c'est l'objectif de nos rencontres.

## Introduction au travail avec ces techniques

Nous allons travailler d'un point de vue orienté vers les solutions et utiliser l'hypnose éricksonienne. Dans la pratique de l'hypnose moderne, personne ne s'endort ni ne perd conscience. Les techniques éricksoniennes sont des exercices qui consistent à imaginer, à se souvenir, à ressentir son corps, agréablement ou le moins inconfortablement possible. Dans ce type d'activité, la plasticité cérébrale se manifeste spontanément, automatiquement, et pendant des périodes plus longues. Lors de ce phénomène, les voies neuronales qui nous amènent à ressentir une émotion, à avoir une réaction, peuvent se déconnecter et se reconnecter pour nous faire aller mieux et vivre mieux.

Et la neurologie nous dit aussi que ce que nous imaginons est beaucoup plus fort pour notre cerveau que ce que lui-même reconnaît comme étant la réalité. C'est pourquoi nous ressentons de la peur quand nous regardons un film d'horreur et que notre cœur bat plus vite alors même que nous savons clairement qu'il s'agit d'un film.

Pour que ces techniques soient très efficaces, le plus important est d'éviter de faire des efforts ; il s'agit simplement d'observer ce qui se passe, comme si l'on regardait un film. Quand on regarde un film, il n'est pas question de changer ni le paysage ni les acteurs, on le regarde tout simplement.

Nous allons utiliser notre volonté pour venir assister à ce groupe et être à l'heure, c'est tout. Pendant les séances et pour faire les exercices, nous n'avons pas besoin d'utiliser notre volonté car, pour changer ce que nous avons besoin de changer, nous possédons deux mécanismes évoqués en suivant. L'un est notre respiration et l'autre notre Sagesse Universelle.

## La respiration[1]

La respiration est le mécanisme de changement bénéfique par excellence. La respiration est toujours en train de s'auto-réguler et de s'ajuster, et c'est un mécanisme automatique et bénéfique. Comme nous respirons en permanence, le changement se poursuit au-delà de l'exercice, au-delà de la séance, pendant le temps nécessaire, toujours de manière bénéfique, toujours de manière protégée.

---

1. Voir Robles Teresa, « Votre respiration est en train de digérer… », dans *La magie de nos masques*, Satas, Coll. Le Germe, Bruxelles, 2007, pp 39-46. Vous trouverez le texte d'une conversation hypnotique pour introduire la respiration comme mécanisme de changement dans Robles Teresa, *Réviser le passé pour construire l'avenir*, Satas, Coll. Le Germe, Bruxelles, 2005, pp 20-22.

Sentez simplement votre respiration… et observez comme chaque fois que l'air passe par vos narines ou par votre bouche, il arrive jusqu'à ce qu'il est nécessaire de changer et le résout de manière automatique, sans que vous n'ayez rien à faire, et sans que vous puissiez l'empêcher… la respiration qui fait entrer en vous ce qui est bon pour vous…. comme l'oxygène… et fait sortir de vous ce qui ne doit pas rester dedans… comme le gaz carbonique… comme la respiration permet de maintenir un certain équilibre… naturellement… de manière bénéfique… automatiquement.

## Notre Sagesse Universelle

Le Docteur Milton H. Erickson, créateur de ces techniques, disait que chaque moment de notre vie reste gravé dans notre inconscient et que ces enregistrements sont des ressources, des apprentissages, que nous pouvons utiliser pour résoudre n'importe quelle difficulté que la vie nous présente. C'est pourquoi, pour lui, l'inconscient était comme une Partie Sage et, plus particulièrement dans les dernières années de sa vie, il mettait le travail dans ses mains.

La physique quantique nous dit que, de la même manière que, dans chacun de mes cheveux, dans chacune de mes cellules, il y a mon ADN et par conséquent toute l'information de l'individu que je suis dans ma totalité, toute l'information de l'univers se trouve dans chacune de ses parties. En moi, en tant que partie de l'univers, il y a l'information de tous les temps[2], la même qu'il y a en vous, dans le soleil, la lune, les étoiles et tout l'univers. La même que dans une goutte d'eau ou dans la totalité de la mer. Cette information, j'aime l'appeler la Sagesse Universelle. Sagesse, parce que c'est toute l'information de l'univers, et universelle parce qu'elle est dans toutes les parties de l'univers. Pour Teresa Robles, la Sagesse Universelle est la Force Créatrice de l'univers et c'est pourquoi elle est toute puissante. Si nous mettons le travail entre ses mains, tout se résout

2. Pour en savoir plus sur ce thème, voir *El universo como un holograma, ¿existe la realidad objetiva o es el universo un fantasma?*, septembre 1998 (Traduction de Cinthia Orozco de Gortari), disponible en https://sites.google.com/site/eluniversocomounholograma/, consulté en septembre 2015. Et pour savoir comment ce thème s'intègre dans la thérapie, voir CORZO Iris, « Entretien avec Teresa Robles » in *La magie de nos masques*, Satas, Coll. Le Germe, Bruxelles, 2007, pp 113-134.

rapidement. Mais le plus important, c'est que nous n'avons pas besoin d'y croire ; pour que ça fonctionne, il suffit de l'imaginer.

Nous allons mettre ce travail qui commence et chacune des séances et des exercices que nous ferons entre les mains de la Sagesse Universelle.

***Commentaires au coordinateur du groupe***

Leur demander quel nom donneraient-ils à la Sagesse Universelle.

Si quelqu'un dit que cela ne cadre pas avec ses croyances, lui demander quelles sont ses croyances et si quelque chose correspond à une force toute puissante en lui. Si ce n'est pas une force toute puissante ou si ce n'est pas une force qui fait partie de lui, il ne sert à rien de mettre le travail entre ses mains. Par exemple, si cette personne est catholique, on peut lui proposer que la Sagesse Universelle soit sa partie divine, le fils de Dieu, ou l'Esprit Saint, parce que nous sommes son église. Si elle insiste en disant qu'elle ne croit en rien, on peut lui demander si ça ne la gêne pas de l'imaginer comme un élément de la technique.

## Exercice pour réveiller la Sagesse Universelle et se mettre en contact avec elle

Prends un moment pour t'installer confortablement et sens ta respiration qui est la vie, la vie saine. Sens l'air qui passe par tes narines ou par ta bouche, dans un sens, dans l'autre, *confortablement, de manière protégée*. Ta respiration, c'est la vie en mouvement à l'intérieur de toi… et au-delà de toi… Sens ta respiration en étant comme tu es là, en respirant naturellement, sans rien changer.

Ta respiration parvient à toutes les parties de toi, à toi dans ta totalité et, dans chacune de tes parties, il se fait ce qui doit se faire, *de manière bénéfique, de manière protégée*. Chaque fois que l'air entre et sort, *de manière automatique*, ta respiration atteint toutes les parties de toi, en nettoyant ce qu'il y a à nettoyer, en arrangeant ce qu'il y a à arranger, en digérant les émotions que tu as ravalées dans ton histoire, en soignant ce qu'il y a à soigner, *confortablement, toujours de manière protégée*.

Ta respiration parvient au plus profond de toi et te fait communiquer avec l'extérieur, avec les autres, avec ce groupe, avec l'univers… et là, au plus profond de toi, elle atteint ta Sagesse Universelle, et la réveille, et l'amplifie, à chaque respiration.

Observe bien comment tu la perçois ou comment tu l'imagines... peut-être qu'elle apparaît comme une couleur, une lumière, un soleil, une étoile, une galaxie, tout l'univers. Peut-être qu'elle apparaît comme la mer, comme une pierre précieuse, une montagne, un paysage, une force, une énergie, une sensation de paix... une figure humaine, un son ou une odeur agréable... quelle que soit sa forme... telle qu'elle apparaît, tant qu'elle est agréable, c'est bien. Et si elle n'apparaît pas, peu importe, tu restes toi-même.

Demande maintenant à la Sagesse Universelle Absolue de s'unir avec la Sagesse Universelle que tu es, et observe ce qui se passe... demande-lui de maintenir toujours ce lien, en te protégeant, en t'aidant.

Parle avec elle, mets entre ses mains le travail de ce groupe et avec lui le travail de croissance et d'évolution de ta vie, ton bien-être. Dis-lui que tu veux aller bien, pour faire face aux difficultés de la vie et grandir avec elles... pour faire ton travail, remplir ta mission, libéré de toute dépendance, autonome, en bonne santé et dans le bien-être.

Remercie-la et conclus un pacte avec elle. Répète en toi :
Je suis (énonce ton nom dans sa totalité) et dans ma pleine conscience d'être humain, aujourd'hui et pour toujours, je scelle un pacte entre ma partie humaine et la Force Créatrice que Je Suis. Et ce pacte rompt tout autre pacte que j'aurais fait consciemment ou inconsciemment, n'importe où et n'importe quand, avec d'autres personnes, d'autres forces ou d'autres énergies inférieures à l'Amour et à la Lumière.

Dis-lui que tu vas désirer de toutes tes forces ce qui est bon pour toi, pour ta famille, pour ton travail, pour cette planète, et que tu vas l'imaginer dans les moindres détails ; et qu'Elle, elle fasse en sorte que ça se produise, qu'elle te montre les chemins. À toi de lui promettre d'essayer ces chemins, de passer la tête aux portes qu'elle te présente, et de suivre seulement les chemins et de franchir seulement les portes qui te procurent de la joie, du bien-être et la paix intérieure.

Répète en toi : *Je scelle ce pacte de tout mon être, avec foi et confiance,* et dis à ta sagesse universelle : *à partir de maintenant, je fais ce qui est de mon ressort et tu t'occupes du reste.*

Et maintenant, profite d'être en toi pour entrer dans ta Sagesse Universelle...

ou dis-lui de te prendre dans ses bras, de t'envelopper ou de s'étendre en toi… et, rempli d'elle, demande-lui de bien vouloir guérir TOUTES tes blessures, *de matière confortable*, celles que tu connais et celles que tu ignores, celles dont tu as souffert et celles dont tu as hérité sans le vouloir ; demande-lui de les guérir complètement, *de manière confortable*, une bonne fois pour toutes, et demande-lui aussi de commencer à digérer *automatiquement* les émotions que tu as ravalées et qui font partie de ton histoire, ces émotions qui seront complètement digérées à la fin du travail de ce groupe.

Remercie-la encore une fois, fais une respiration différente et, en gardant les sensations agréables que tu as maintenant, ouvre les yeux pour que nous commentions l'expérience.

### *Commentaires des participants sur ce qui s'est passé pendant l'exercice*

### *Commentaires au coordinateur du groupe*

Demandez à chacun des participants comment ils ont imaginé ou perçu leur Sagesse Universelle. Si quelqu'un a des difficultés pour imaginer sa Sagesse Universelle, demandez-lui de l'imaginer pour le moment comme une lumière de n'importe quelle couleur et d'entrer en elle. Si quelqu'un dans le groupe n'y arrive pas ou ne perçoit que de l'obscurité, ou si elle apparaît sous la forme d'une image menaçante ou ridicule, travaillez comme il est indiqué au point 12 des **Recommandations au coordinateur du groupe**, jusqu'à ce que tous perçoivent la Lumière ou quelque chose d'agréable où ils peuvent entrer, ou du moins qu'ils peuvent toucher. Même si c'est une bonne chose pour ceux qui ont eu ce type d'images de percevoir une sensation agréable, invitez-les à imaginer une Lumière pour pouvoir faire l'exercice suivant qui ne nécessite aucune induction formelle.

## Exercice pour s'unir à la Sagesse Universelle

Ta Sagesse Universelle est la Force Créatrice de l'Univers… ferme les yeux, appelle-la, entre en elle ou touche-la… À chaque respiration, tu es en train de te remplir de la Force Créatrice, toute puissante, qui atteint toutes les parties de toi en faisant ce qu'il y a à faire automatiquement, toujours de manière bénéfique… et cette force créatrice t'enveloppe aussi confortablement, en te protégeant… et continue ainsi, en te remplissant, en t'enveloppant, en te protégeant, à chaque respiration… Remercie-la pour le travail d'aujourd'hui, raconte-lui comment tu veux que ce soit ta vie, et si tu ne le sais pas, demande-lui de te montrer ce que c'est de vivre de manière saine, en profitant de la vie… Dis-lui que tu te mets entre ses mains, fais une respiration différente et ouvre les yeux.

## Fin de la séance

Recommander aux participants de discuter dans la semaine avec la Sagesse Universelle, d'entrer en elle, particulièrement quand ils vont être dans une situation spéciale ou qu'ils veulent vivre d'une manière différente, de mettre entre ses mains ce qu'ils sont en train de faire, et de lui dire : « *Je fais ce qui est de mon ressort, toi, tu t'occupes du reste.* »

Leur recommander de désirer de toutes leurs forces ce qu'ils veulent voir se produire, de l'imaginer dans les moindres détails, et d'observer les portes et les chemins qu'elle leur montre, des portes et des chemins qu'ils n'auraient même pas oser imaginer. De les essayer et de suivre seulement ceux qui sont agréables à parcourir et leur procurent la joie et la paix.

# Chapitre 2
# Introduction à la dépendance

## Introduction

Demander comment s'est passée la semaine. Ont-ils parlé avec leur Sagesse Universelle ? Se sont-ils souvenus de mettre dans ses mains certains moments ou certaines situations qu'ils voulaient vivre autrement ? Se sont-ils souvenus du pacte et l'ont-ils respecté ?

## Introduction à la dépendance

La dépendance est définie comme un rapport de liaison étroite entre un individu (ou quelque chose) et ce qui le conditionne, le gouverne. C'est par exemple l'état de quelqu'un qui est soumis à l'autorité d'autrui, c'est un état de sujétion, de subordination. Elle peut se manifester par un ensemble de troubles physiques et/ou psychiques quand on supprime l'objet de la dépendance.

### Mécanismes de la dépendance

#### 1. La nature de la relation

La dépendance est une constellation composée de facteurs sociaux et individuels, auxquels s'ajoutent les facteurs de risque propres à la dépendance. Elle s'inscrit dans une problématique de vie. La dépendance, c'est une relation entre un individu (et son environnement social et familial) et ce groupe de facteurs. Mais, par définition, c'est une relation ÉTROITE.

La dépendance, c'est aussi un état, l'état de quelqu'un qui n'a pas son autonomie par rapport à quelque chose ou à quelqu'un, qui n'est pas libre d'agir à sa guise. Et cela va à l'encontre de notre désir de contrôler notre vie, de notre désir de liberté. Il existe différentes dépendances, physique, psychologique, relationnelle.

Elles peuvent se manifester par une addiction à des substances ou à des comportements comme les compulsions à manger, à jouer, à acheter, à travailler, par une addiction à des personnes, certains disent même à des idées. Il y a une impossibilité à contrôler ce comportement, même si l'on en connaît les conséquences négatives à différents niveaux, que ce soit sur la santé, le travail, la famille, etc. On ne peut pas s'en empêcher ! On y est obligé ! Et s'en empêcher peut être synonyme de troubles physiques et/ou psychiques. Alors c'est aussi une souffrance.

On ne nait pas avec une dépendance. Et ce n'est pas non plus un délit. Nous sommes le résultat de notre éducation, de nos apprentissages, de nos expériences. Notamment, dans notre façon de réagir à la souffrance, à la contrariété, au stress, aux difficultés diverses. Et nous l'avons appris très tôt.

Les dépendances sont profondément enracinées en nous, et certaines racines remontent même chez nos ancêtres. Il existe un facteur culturel. Par exemple, dans les régions viticoles françaises, l'alcool est un « remontant ». On a aussi appris « qu'il vaut mieux faire envie que pitié ». Et selon les cultures, on fera envie si l'on est plutôt enrobé, ou si l'on est plutôt mince.

Les dépendances sont des mécanismes d'adaptation, des réflexes, des habitudes, orientés dans la recherche de la satisfaction d'un besoin. Prenons l'exemple d'un enfant qui éprouve une souffrance, qu'elle soit physique ou psychologique. Il a besoin qu'elle soit apaisée. On lui a peut-être appris à l'apaiser en lui procurant de la douceur, par des câlins, un petit bisou sur la main, des sucreries, ou des petits cadeaux. On lui a peut-être appris à la taire, parce que dans sa famille, « on ne se plaint pas » ; et il aura ainsi appris à s'apaiser par lui-même, par n'importe quel autre moyen. On lui a peut-être appris autre chose…

C'est ainsi que, très tôt dans la vie, on a mis en place des stratégies pour apaiser sa souffrance, des stratégies que l'on ne remet pas en question et qui ont pu devenir des manies, des addictions, des fardeaux lourds à porter, des contraintes, des obligations qui entraînent de la souffrance psychologique et physique chez la personne qui les porte, mais également pour son entourage.

Au départ, ces comportements physiques ou ces attitudes psychiques avaient pour objectif de satisfaire un besoin. Au départ, l'intention est bonne. C'est le moyen de satisfaire ce besoin qui n'est plus approprié à l'âge de la personne, à sa situation de vie. Imaginez ce petit enfant dont on parlait plus haut. Il a maintenant 30 ans. Si on lui a appris, et s'il s'y est habitué, à apaiser sa souffrance par des sucreries, il y a de fortes chances qu'il y ait des répercussions sur sa santé s'il a tenté d'apaiser toutes ses souffrances par des sucreries depuis 30 ans.

***Commentaires au coordinateur du groupe***

Demandez-leur de réfléchir en petits groupes pendant 10 minutes :
De quels apprentissages relève leur dépendance ?
Quand ont-ils appris cela ?
Qui leur a appris cela ?

***Commentaires des participants***

Ceux qui le veulent peuvent parler des apprentissages qui sous-tendent leur dépendance.

## 2. Introduction au travail avec les neurones miroirs

Et nous avons appris tout cela grâce à nos neurones miroirs. Les neurones miroirs nous permettent d'apprendre de manière automatique, sans faire d'efforts et sans réfléchir, beaucoup, beaucoup de choses, entre autres tout ce qui nous sert à survivre et à vivre en société. Grâce à eux, nous avons appris plus facilement à marcher, à parler, à nous comporter en société, tant de choses… mais nous avons aussi assimilé, sans nous en rendre compte, des comportements qui nous dérangent ou qui nous font même souffrir, comme celui de manger des douceurs pour nous tranquilliser.

Nous allons faire un exercice pour remercier nos neurones miroirs pour toute l'aide qu'ils nous ont apportée et leur demander de supprimer les apprentissages qui nous ont conduits à maintenir une dépendance.

### Exercice pour travailler avec les neurones miroirs

Appelle ta Sagesse Universelle, entre en elle et mets-toi entre ses mains… Et appelle maintenant tes neurones miroirs, observe comme ils apparaissent… remercie-les pour tout le travail qu'ils ont fait pour toi, particulièrement quand tu étais bébé ou très petit ; tout le travail qui t'a permis d'assimiler tant et tant d'apprentissages indispensables pour vivre : apprendre à marcher, à parler, à reconnaître les gestes et les expressions des autres, les comportements et les attitudes qui correspondent à la bonne éducation et à la vie en société...

Remercie-les pour tout cela et pour bien d'autres choses et explique-leur qu'une partie de ce travail t'a conduit aussi à absorber d'autres comportements et d'autres attitudes qui t'ont fait vivre dans la dépendance, et dont tu veux maintenant te débarrasser... Demande-leur d'accepter ta Sagesse Universelle, la force créatrice de l'univers, qui parvient grâce à ta respiration jusqu'à ces comportements, jusqu'à ces attitudes et les efface... Demande maintenant à ta Sagesse Universelle d'effacer, à chaque respiration, ces attitudes, ces comportements et tout ce qui s'est gravé en toi et qui pourrait t'empêcher d'aller bien dans ta vie, comme tu veux aller bien...

Et pendant que cela se fait, tes neurones miroirs copient, absorbent, te font adopter ces conduites et ces attitudes que tu as vues chez d'autres personnes et que tu aimerais enregistrer grâce à eux... Imagine maintenant, rappelle-toi, ces personnes qui agissent et réagissent comme tu aimerais agir et réagir, souviens-t'en dans les moindres détails, et dis à tes neurones miroirs : « *J'aime ça, c'est comme ça que je veux agir et réagir.* » Reste-là un moment à observer cette scène... et imagine-toi maintenant à la place de cette personne, en train d'agir, et de réagir, comme tu as déjà appris à agir et à réagir...

***Commentaires au coordinateur du groupe***

Demandez à tous les participants si c'est ainsi qu'ils veulent réagir et agir, et si ce n'est pas le cas pour quelqu'un, suggérez-lui : « *Demande à tes neurones miroirs de continuer à travailler pour toi en restant dans les mains de ta Sagesse Universelle, tout le temps nécessaire, jusqu'à ce que ces actions et ces réactions soient les tiennes.* »

**Puis poursuivre :**

Remercie-les, remercie aussi ta Sagesse Universelle et, en gardant ces nouveaux apprentissages en toi, fais la respiration qui te convient et ouvre les yeux.

***Commentaires des participants***

## Poursuivre l'introduction au travail avec la dépendance

Dans ce groupe, nous allons traiter la dépendance au sens général, quel que soit « l'objet » de la dépendance. Et nous allons le faire en transformant ces stratégies de manière bénéfique, en installant des petits grains de sable dans ces mécanismes JUSQU'À MAINTENANT bien rôdés.

Si l'on s'en réfère à la définition de la dépendance, il s'agit d'abord d'une relation ÉTROITE avec l'objet de la dépendance. Alors nous allons commencer par modifier la nature de la relation à l'objet de la dépendance.

## Exercice pour modifier la nature de la relation

Les yeux fermés, prends un moment pour t'installer confortablement… et sens ta respiration qui est le souffle de vie, qui est l'énergie de cette tendance naturelle à aller bien… Sens la sensation de l'air quand il passe par tes narines ou par ta bouche… en entrant… en sortant… confortablement… naturellement… de manière protégée. Ta respiration qui est ton bercement intérieur… qui est la vie en toi… le mouvement en toi… Sens ta respiration comme tu es là en train de respirer, sans avoir rien à faire.

Ta respiration qui atteint toutes les parties de toi, toi dans ta totalité, qui apporte l'énergie de vie dans tes moindres coins… dans tes moindres recoins… qui alimente toutes les parties de toi… ta respiration qui atteint ta Sagesse Universelle, là où elle est présente en toi… comme tu la ressens, toi, à ta propre manière… c'est peut-être une lumière… une sensation agréable… une image… un souvenir… un son… Quelle que soit la forme qu'elle prend ou la forme qu'elle ne prend pas, c'est bien… Établis le contact avec elle… peut-être entrer en elle… peut-être la toucher… la sentir… et demande-lui de maintenir ce contact… toujours… de manière protégée… de manière à t'aider… Sens la force que te donne ce contact… Et dis-lui que tu mets ce travail entre ses mains…

Et demande à ta Sagesse Universelle de faire apparaître, sous une forme ou sous une autre, la dépendance avec laquelle tu veux en finir… observe bien, la première chose qui surgit, c'est la bonne… que ce soit une image, une couleur, un souvenir, un mot… n'importe quoi… tout est convenable… Et observe ce qui te relie à elle… comment vous êtes reliés… et observe comment se présente ce lien entre vous…

c'est peut-être un cordon… d'une certaine longueur… d'une certaine épaisseur… d'une certaine souplesse ou rigidité… coloré ou pas… ou c'est peut-être autre chose… Observe… tout simplement observe… comme tu regardes un film…

Et demande à ta Sagesse Universelle de transformer cette relation pour que ce soit plus confortable pour toi… pour que tu te sentes plus libre… pour que ce soit pour toi plus facile de bouger… de parler… Laisse ta Sagesse Universelle faire ce qui est de son ressort, pendant que toi, tu peux lui apporter l'énergie nécessaire à cette transformation, grâce à ta respiration… qui vient souffler doucement sur ce lien… qui le caresse… qui s'infiltre dedans… pendant que ta Sagesse Universelle modifie ce qu'il y a à modifier pour que tu te sentes plus confortable… plus libre… Et peut-être que ta Sagesse Universelle va modifier la couleur… la longueur… l'épaisseur… ou n'importe quoi d'autre…

Est-ce que tu te rends déjà compte de ce qui est en train de se passer ? Peut-être… parce que tu le vois… parce que tu le ressens… parce que tu l'entends… ou parce qu'il apparaît en toi une sensation agréable qui n'était peut-être pas là avant, ou qui était déjà là avant et qui se déploie de plus en plus… au fur et à mesure que ta Sagesse Universelle modifie ce qu'il y a à modifier dans ce lien… automatiquement… de manière bénéfique… en toute sécurité…

Et quand tu observes un changement aussi minuscule soit-il, remercie ta Sagesse Universelle qui va continuer à modifier ce qu'il y a à modifier, tant que c'est nécessaire, grâce à ta respiration, pendant peut-être les heures qui suivent, les jours qui suivent, tant que c'est nécessaire… automatiquement… de manière bénéfique… en toute sécurité…

Et tu peux maintenant faire une respiration différente, et en gardant les bonnes sensations que tu as, ouvrir les yeux pour que nous commentions cet exercice.

***Commentaires au coordinateur de groupe***

Demandez aux participants leurs différentes représentations de la relation et leur évolution.

***Commentaires des participants***

## 3. Le fonctionnement cérébral

Une façon d'envisager le fonctionnement cérébral est de différencier le fonctionnement de l'hémisphère droit et celui de l'hémisphère gauche, même si sur le plan anatomique, ça n'est pas une réalité[3]. Les deux hémisphères se sont spécialisés dans des fonctions différentes. Et la terminologie diffère selon les approches : cerveau gauche et cerveau droit, cerveau dominant et non dominant, cerveau catégorique ou cerveau représentationnel, cerveau rationnel et cerveau irrationnel et bien d'autres termes. Pour le dire très simplement et de manière caricaturale, chez les droitiers, le cerveau gauche ou cerveau dominant est le cerveau du conscient, de l'analyse, de la critique, du raisonnement ; et le cerveau droit ou cerveau non dominant est celui de l'inconscient, de la perception globale, de l'imagination. Les deux hémisphères coopèrent entre eux pour un bon fonctionnement global. Par exemple, quand on éprouve le besoin de sortir de chez soi pour prendre le frais, on pourrait dire que L'INCONSCIENT, qui n'a qu'un seul objectif, notre survie, suscite cette envie dans l'objectif de réguler notre température. Alors, CONSCIEMMENT, on va s'interroger sur le comportement à adopter : va-t-on aller dans la cuisine qui est plus fraîche, sortir dans le jardin si l'on en possède un, brancher un ventilateur, ou faire autre chose ? Ensuite, on ne se demande pas comment on va faire pour se lever, pour agir ; INCONSCIEMMENT, on effectue les mouvements nécessaires pour aller se rafraîchir, sur un mode automatique. En permanence, les deux cerveaux, conscient et inconscient, coopèrent en bonne intelligence, pour que l'on fonctionne bien.

La difficulté d'en finir avec une dépendance vient en partie du fait que c'est une stratégie qui est devenue une habitude, puis un réflexe, un fonctionnement automatique, le résultat d'un apprentissage. C'est un automatisme qui s'est installé à force de répétitions, et qui ne passe pas par le filtre du cerveau rationnel. Tout comme il nous a fallu bien des mois pour marcher en automatique, il en est de même pour beaucoup d'autres apprentissages. On a répété beaucoup de texte avant de savoir lire couramment. Et puis, un jour, il nous suffit de voir un mot pour le lire en même temps, sans assembler consciemment les voyelles, les consonnes et les syllabes. C'est la même chose quand on fait du vélo ; il suffit de poser le pied

3. Pour en savoir plus, voir *Concerto pour quatre hémisphères* de Teresa Robles, SATAS, Bruxelles, 2009.

sur la pédale pour démarrer sans avoir réfléchi à notre façon de le faire. Et nous apprenons des choses tout au long de notre vie.

On peut également modifier des apprentissages. Par exemple, si du jour au lendemain on ne peut plus écrire avec la main dominante, on apprendra à écrire avec l'autre main. Il pourrait apparaître de l'inconfort propre à ce nouvel apprentissage, parce qu'on n'est pas encore complètement compétent, parce qu'on n'a pas encore trouvé complètement la bonne façon de faire, parce que le résultat est moins rapide. Tout ceci est dû au manque d'habitude. Mais on finira par y arriver ; c'est la plasticité cérébrale maintenant reconnue qui permet cela.

Les comportements de dépendance sont devenus des comportements automatiques que l'on exécute sans y réfléchir. Et comme on est naturellement disposé à rechercher le confort, la facilité, l'inconscient se saisit de la SOLUTION la plus facile à atteindre, tout de suite disponible, alors qu'il y en a certainement beaucoup d'autres...

Maintenant, nous allons faire un exercice pour commencer à corriger ce comportement automatique, pour reprendre le contrôle, pour changer confortablement un comportement que vous voulez changer, pour pouvoir vous entraîner confortablement à un nouvel apprentissage dans les jours prochains. Et nous allons mettre ce travail aux mains de notre Sagesse Universelle.

## Exercice pour mettre un grain de sable dans le comportement automatique

Les yeux fermés, prends quelques instants pour t'installer confortablement, là, comme tu es... Laisse-toi respirer comme ça vient, par le nez ou par la bouche, rapidement ou lentement, sens l'air entrer en toi... sortir de toi... naturellement... automatiquement... et de manière bénéfique... en toute sécurité... Laisse ta respiration te bercer doucement... Et ta respiration atteint toutes les parties de toi... et elle parvient jusqu'à ta Sagesse Universelle... Et de la même manière que ta respiration distribue l'oxygène partout en toi, ta respiration déploie la Sagesse Universelle partout en toi... perçoit comme elle se déploie partout en toi... peut-être comme une couleur... peut-être comme une sensation... à la manière qui est la tienne... Sens la puissance que ça te donne, au fur et à mesure que ta Sagesse Universelle se déploie en toi...

Puis, laisse ta Sagesse Universelle trouver en toi cet apprentissage, ce mécanisme, cette envie, cette sensation, cette compulsion, qui JUSQU'À MAINTENANT te poussait régulièrement à te comporter comme tu NE VEUX PLUS TE COMPORTER... Et peut-être que ta Sagesse Universelle va te montrer cette chose-là sous une forme ou sous une autre... ou pas... cette chose-là qui est en toi, ou à l'extérieur de toi, et qui parfois prend tellement d'importance qu'elle t'envahit complètement... Et ta Sagesse Universelle va la trouver, et faire ce qu'il y a à faire pour l'empêcher de t'envahir... mettre un grain de sable dans ce comportement automatique... Elle va peut-être l'enfermer quelque part... l'éloigner loin de toi... en modifier la couleur ou la forme ou la sensation... Et tu peux aider ta Sagesse Universelle en lui fournissant l'énergie de ta respiration... qui lui donne encore plus de puissance pour te libérer de cette chose-là... Observe simplement ce que tu vois, ou ce que tu ressens, ou ce que tu entends, qui te prouve que ta Sagesse Universelle est en train de modifier cet apprentissage que tu veux modifier... d'une manière bénéfique... en toute sécurité... automatiquement... Et elle va continuer à le modifier tant que c'est nécessaire...

Tu te rends déjà compte de ce qui est en train de se passer ?... Alors, en laissant ce travail aux mains de ta Sagesse Universelle, en gardant les bonnes sensations que tu éprouves maintenant, tu peux faire une respiration différente, ouvrir les yeux, et revenir ici pour que nous commentions cet exercice.

***Commentaires des participants***

# Fin de la séance

Demander aux participants d'ici la prochaine séance d'appeler leur Sagesse Universelle chaque fois qu'ils seront incités à se comporter comme ils ne veulent plus se comporter, de mettre ce comportement dans ses mains pour qu'elle s'en occupe de manière bénéfique. Et d'observer juste la différence que ça fait, que ce soit une petite différence ou une grande différence.

# Chapitre 3.
# Nous, nos parties et nos origines

## Introduction

Leur demander comment s'est passée la semaine. Se sont-ils souvenus d'appeler leur Sagesse Universelle chaque fois qu'ils ont ressenti le besoin d'agir comme ils ne veulent plus agir, et de mettre ce comportement entre ses mains pour qu'elle s'en occupe de la meilleure des façons pour eux ? Ont-ils observé des différences aussi minuscules soient-elles ?

## Introduction au thème de nos différentes parties

On a tous différentes parties qui parfois ne sont pas d'accord entre elles. Par exemple, l'une de ces parties veut arrêter de fumer et l'autre veut continuer de fumer. Ou l'une veut perdre du poids et l'autre nous pousse à manger ce qui nous fait grossir. L'une veut parier et l'autre sait qu'on va perdre. Ou l'une veut continuer à jouer aux jeux vidéo et l'autre sait que l'on a des choses à faire ou qu'on a besoin de se reposer. Peut-être que l'une nous dit qu'il vaudrait mieux mettre fin à une relation alors qu'une autre ne veut pas. Toutes nos parties veulent notre bien-être, c'est certain, mais le problème, c'est qu'elles sont en lutte entre elles et que ça ne mène nulle part.

Généralement, la partie qui veut que nous arrêtions de fumer, de boire, de consommer des substances, veut que nous soyons en bonne santé et que nous arrêtions peut-être de nous attirer des problèmes. Celle qui veut que nous perdions du poids veut que nous soyons en bonne santé, que nous allions bien, que nous ayons une bonne condition physique. Celle qui veut que nous arrêtions de parier ou de jouer aux jeux vidéo essaie de nous éviter des ennuis. Celle qui insiste pour qu'on nous mettions fin à une relation ou à une situation qui nous fait souffrir veut notre bien-être et que nous arrêtions de souffrir. Mais les parties qui s'opposent à elles ont aussi de très bonnes raisons. Par exemple, elles veulent que nous profitions du plaisir de fumer, de boire, de consommer, de l'illusion que nous allons gagner beaucoup d'argent, que nous n'aurons pas de problèmes. Celle qui veut poursuivre une relation destructrice pense peut-être que, sans cette relation, nous resterions seuls, sans personne pour nous aimer, que la seule manière d'obtenir de l'amour inconditionnel, c'est à travers le regard des autres. Ou il se peut tout simplement qu'elles aient peur. Par ailleurs, il y a parfois une partie qui n'arrête pas de dire « tu ne peux pas », « ça n'est pas pour toi » ou qui nous signale ce que nous faisons de mal, toujours en train de nous juger. Parfois elles apparaissent comme une petite voix qui nous pousse à faire ce qui nous fait du mal.

***Commentaires au coordinateur du groupe***

Invitez les participants à donner des exemples de la façon dont la partie qui entretient le problème essaie en fait de les aider.

## Suite du thème de nos différentes parties

Toutes nos parties veulent notre bien-être, même si JUSQU'À MAINTENANT elles l'ont fait d'une manière qui nous faisait du mal. Et nous avons besoin de toutes nos parties, mais nous avons besoin qu'elles nous aident d'une manière bénéfique et sans se disputer, sans que les seuls à mal s'en sortir soient nous-mêmes. C'est pourquoi nous allons leur demander, dans l'exercice suivant, d'entrer dans la Sagesse Universelle pour qu'elle les renouvelle de manière bénéfique et qu'elle les aide à communiquer, à se connaître, ou plutôt à se reconnaître, pour qu'elles apprennent l'une de l'autre et qu'elles puissent collaborer en équipe à votre bien-être.

Toutes vos parties veulent se renouveler et continuer à vous aider. Cependant, il apparaît parfois des parties qui semblent nous appartenir et qui ne sont pas à nous. Celles-ci refusent systématiquement d'entrer dans la Sagesse Universelle. C'est de cette façon que vous pourrez les reconnaître. Comment sont-elles arrivées là ? Les possibilités sont diverses. Parfois, nous portons en nous les voix de nos parents ou de je ne sais qui qui nous dit qu'il n'y a pas d'issue, qu'on est comme ça, qu'on n'est pas capable d'aller bien. Dans ce cas, il faut les rendre à qui de droit.

Les personnes qui voient les auras disent que la consommation d'alcool, de substances, l'ennui ou la peur excessive peuvent briser notre aura, que l'on peut voir comme une coquille d'œuf, ce qui laisse entrer n'importe quoi, par exemple, des éléments de la contamination énergétique de notre planète. Ou elles ont pu apparaître pour n'importe quelle autre raison que nous ignorons. Mais si elles n'entrent pas dans la Sagesse Universelle pour se renouveler, alors il faut qu'elles s'en aillent, on ne peut pas les laisser continuer à nous faire du mal. Nous pouvons les renvoyer en utilisant la force de la Sagesse Universelle qui est la Force Créatrice de l'Univers, toute puissante, celle que vous êtes chacun de vous, celle que Je Suis.

Avez-vous une idée, là maintenant, du nombre de parties en train de se disputer en vous et de ce qu'elles vous amènent à faire chacune ? Nous allons faire un exercice avec elles.

## Exercice pour travailler avec nos différentes parties

Là où tu es, appelle ta Sagesse Universelle et entre en elle. Ainsi en elle, tu es en train de te remplir, à chaque respiration, de la Force Créatrice qui parvient à toutes tes parties. Mets-toi entre ses mains. Remercie-la pour toutes les bonnes choses qui se sont passées depuis la dernière séance et demande-lui encore de l'aide… Appelle toutes tes parties. Pour qu'elles apparaissent, dis-leur d'abord que tu sais qu'elles veulent ton bien-être et remercie-les pour ça… Dis-leur que tu veux qu'elles continuent à faire partie de toi, mais en harmonie entre elles, en travaillant en équipe pour ton bien-être. Observe bien : comment imagines-tu ces parties ? … Comme toi à des âges différents, comme des attitudes ou comme des vêtements ? Comme deux couleurs ou plus, comme des silhouettes ou comme des formes ? Peut-être comme des sensations physiques ? Sais-tu déjà quelles sont-elles ? Sont-elles toutes apparues ? Qu'elles apparaissent ou pas, peu importe. Elles nous écoutent. Elles sont en toi…

Parle avec elles, remercie-les encore une fois… invite-les à entrer dans ta Sagesse Universelle pour qu'elles se renouvellent d'une manière bénéfique et qu'elles continuent à faire partie de toi, mais renouvelées d'une manière bénéfique… Si tu veux, prends-les par la main ou mets-les-y… Demande à ta Sagesse Universelle de bien vouloir les renouveler de manière bénéfique… qu'elle les aide à se regarder, à communiquer, à se reconnaître, à apprendre l'une de l'autre pour constituer une équipe qui est déjà en train de travailler pour ton bien-être bénéfique, à chaque respiration… Et observe ce qui est en train de se passer.

Est-ce qu'elles sont toutes entrées ? S'il y en a une qui n'est pas entrée, dis-lui que, si elle fait partie de toi, il faut qu'elle se renouvelle, encourage-la à entrer dans la Sagesse Universelle ; explique-lui que tout va bien se passer, qu'elle continue à être elle-même, mais renouvelée d'une manière bénéfique. Et qu'elle pourra continuer à t'aider d'une manière qui te fait te sentir bien… Si même ainsi elle refuse, c'est qu'elle ne fait pas partie de toi. Dis-lui : *Je suis désolé mais tu ne peux pas rester dans ma vie ni dans mon corps. Merci de m'avoir choisi, mais tu n'es pas à ta place… et va-t'en !* Si elle ne s'en va pas, dis-lui : *Je Suis la Force Créatrice de l'Univers, toute puissante, indestructible, et il n'est pas question que j'accepte que tu perturbes mon corps ni ma vie, Sort d'ici ! Sort d'ici ! Sort d'ici !*

***Commentaires au coordinateur du groupe***

Demandez à tous si leurs parties sont déjà à l'intérieur de la Sagesse Universelle ou si elles sont parties.

Si ce n'est pas le cas, demandez à tout le groupe de répéter en eux le paragraphe suivant, autant de fois que nécessaire, pour les chasser, tout en imaginant une lumière ou une énergie rose qui va jusqu'à elles, peut-être en les remplissant, peut-être en les enveloppant, peut-être en les retirant :

*L'Amour Universel qui est la force la plus puissante de l'Univers s'écoule à travers nous tous, jusqu'à elles et jusqu'à leur origine inconsciente, méconnue…*

Après s'être assuré que ces parties s'en sont allées, ou ont disparu, ou se sont transformées d'une manière agréable, poursuivez l'exercice.

## Suite de l'exercice

Maintenant, observe ce qu'il est en train de se passer avec ces parties de toi qui sont entrées dans la Sagesse Universelle. Laisse-les entre ses mains et remercie-la…

Et maintenant, imagine que tes parties sont déjà en train de travailler en équipe pour toi… et que celles qui ne faisaient pas partie de toi s'en sont allées ou ont disparu… et observe comme tu es déjà en train de vivre et de te sentir d'une manière différente, peut-être comme tu veux vivre et comme tu veux te sentir... observe comment tu te réveilles le matin... comme tu arrives à t'endormir le soir... comment tu es dans la journée... avec qui tu es... ou si tu es seul... en train de faire... Si ça te plaît, dis à ta Sagesse Universelle que c'est ce que tu veux... ou mieux... et remercie-la encore une fois... Fais une respiration différente et en gardant les sensations agréables de ce que tu es en train d'imaginer, ouvre les yeux pour que nous puissions en discuter.

***Commentaires des participants***

***Commentaires au coordinateur du groupe***

Si quoi que ce soit n'est pas complètement résolu avec certaines des parties, continuez à travailler avec l'aide du groupe comme nous l'avons indiqué.

## Introduction au thème des croyances limitantes

Avant d'être capables consciemment d'accepter ou de refuser une idée, une attitude, nous absorbons tout comme des éponges, de manière inconsciente – on sait aujourd'hui que cela se fait par le biais de nos neurones miroirs – et, bien qu'on ne s'en rende pas compte, certaines sont là en nous, et nous dérangent.

Les idées qui nous dérangent sont celles que nous répétons sur un mode automatique : « si on n'a pas d'argent, on ne vaut rien » ou « les études, c'est difficile », « la vie n'est que souffrance ».

L'auteur Robert Dilts appelle ces idées des croyances limitantes parce que, selon lui, elles gênent notre croissance. En fait, elles sont limitantes parce qu'elles nous font réagir sur un mode automatique sans que l'on s'en rende compte et elles cessent d'être limitantes quand nous les reconnaissons et que nous décidons d'y croire ou pas.

Beaucoup ont à voir avec les difficultés et la souffrance de la vie, mais il y en a bien d'autres. Par exemple, la croyance qu'il n'y en a qu'un qui peut aller bien. Qu'il n'y a qu'une première place : il n'y a qu'un champion dans toute compétition, qu'un employé du mois. Qu'il n'y en a qu'un qui peut avoir raison. Et on a l'impression que seul celui qui occupe la première place peut aller bien. Un va bien et tous les autres vont mal parce qu'ils ne l'occupent pas, et ils essayent de l'en faire tomber pour prendre sa place ou, en tout cas, ils l'envient. Et celui qui réussit n'est pas heureux non plus, parce qu'il se retrouve seul. D'autant plus qu'il n'existe pas une première place dans l'absolu. La première place dans le savoir n'est pas celle dans le sport ni dans l'aspect physique. Et par conséquent, celui qui occupe une première place continue à se comparer aux autres et ne peut pas aller complètement bien.

Nous avons appris aussi, par exemple, que ce n'est pas bien de rester seul, quand, dans ces moments, nous avons l'occasion de nous tenir compagnie, de nous laisser aller, de réfléchir sur nous-mêmes et sur ce que nous voudrions. Nous avons appris que c'était mal de ressentir un vide. Le vide fait partie de la vie et nous fait agir pour essayer de le remplir. C'est le moteur du changement et de la croissance. Mais pour pouvoir l'utiliser de cette manière, il ne faut pas en avoir peur.

Il y a également les croyances qui nous viennent de notre famille et qui s'expriment sous la forme « Ça n'est pas fait pour nous, ça ne nous concerne pas », ou de la façon dont on nous voit, quand on nous répète qu'on est comme ça et que nous le croyons.

Une autre croyance tout aussi limitante est celle de croire que nous pouvons contrôler la cigarette, l'alcool et que l'on peut s'en passer quand on veut. Ou au contraire, qu'on ne peut pas changer ; que nous avons hérité des défauts et des mauvaises tendances de nos parents et de nos grands-parents. Ou, pire encore, si on nous a dit depuis notre naissance que nous ressemblons à quelqu'un qui avait le problème dont nous voulons nous débarrasser. Tout ceci n'est pas vrai, mais nous l'avons absorbé comme des éponges depuis toujours, nous l'avons cru et nous l'avons répété JUSQU'À MAINTENANT.

***Commentaires au coordinateur du groupe***

Demandez-leur de discuter en petits groupes de trois ou quatre, pendant 15 minutes, sur les croyances limitantes qui, d'après eux, les affectent encore, et que les groupes les comparent les unes avec les autres. Puis passez immédiatement à l'exercice pour dissoudre les croyances limitantes.

### Exercice pour dissoudre les croyances limitantes

Appelle ta Sagesse Universelle, entre en elle, en te remplissant à chaque respiration de la force créatrice qui atteint toutes tes parties, là où ces croyances limitantes étaient cachées jusqu'à maintenant, en train d'agir et de travailler. Observe-les dans leurs moindres détails… Comment les imagines-tu ?… comme des phrases écrites, des grandes ou des petites lettres… ou peut-être un enchevêtrement de nœuds… Observe, comme tu es en train de les imaginer… observe-les dans leurs moindres détails… et confie-les à ta Sagesse Universelle. Demande-lui de bien vouloir les transformer en croyances bénéfiques de bien-être, de croissance et d'évolution. Et observe comme elle est en train de le faire… Peut-être en en renouvelant certaines, en en retirant d'autres, ou en les transformant… Mais le plus important, c'est que c'est un processus de progression qui se poursuit tout le temps nécessaire, à chaque respiration… Remercie-la, dis-lui que tu te mets entre ses mains, fais une respiration à ta convenance et, en gardant les sensations agréables que tu as maintenant, ouvre les yeux pour que nous commentions l'expérience.

***Commentaires des participants***

***Commentaires au coordinateur du groupe***

Si vous disposez de suffisamment de temps, vous pouvez demander aux participants, en groupe ou individuellement, d'écrire les croyances limitantes en lettres séparées, de couper des mots ou d'inclure les lettres qui seraient nécessaires, et de construire avec elles des phrases de bien-être, de croissance. De les coller et de les amener chez eux où ils devront les mettre n'importent où mais bien en vue.

## Introduction au thème du vide

Certains spécialistes disent, et beaucoup de personnes souffrant de compulsion quelle qu'elle soit le confirment, que les dépendances ont à voir avec la tentative de remplir un vide. Le vide que l'on veut remplir avec de la fumée, de l'alcool, des substances, de la nourriture, de l'argent, de l'amour que quelqu'un devrait donner, des jeux, des paris, continuellement, pour ne pas ressentir ni penser.

Pour les auteures, ce vide fait partie de la vie et il est très utile. Il nous pousse à faire des choses pour le remplir. Le problème, c'est que ça nous fait peur de le ressentir, sans le comprendre, en croyant que c'est mal. Et c'est ainsi qu'on en vient à le considérer comme quelque chose d'épouvantable. Le vide, c'est la base de la motivation. Un maître spirituel oriental disait : « Je suis un bol vide que seul l'Amour peut remplir ». Il ne faisait pas référence à l'amour entre les êtres humains, mais à l'Amour Universel, la force la plus puissante de l'univers que nous pouvons imaginer comme une lumière ou une énergie rose. Et il répétait ce mantra. Mais les Chinois disent que si nous avons un bol plein de riz, nous ne pouvons plus l'utiliser pour autre chose, à moins de le vider. Teresa Robles aime se répéter : « Je suis le bol vide que seul l'amour peut remplir, l'Amour Universel qui s'écoule en moi et parvient à tout ce qui a besoin d'être retiré et qui n'est pas amour. »

## Exercice pour remplir le bol vide

Appelle ta Sagesse Universelle, entre en elle, mets-toi entre ses mains et répète : « *Je suis le bol vide que seul l'Amour peut remplir* », tout en imaginant une lumière rose qui vient de l'univers… t'enveloppe… te remplit… atteint toutes les parties de toi… et passe par toi pour atteindre tous les êtres qui te sont chers… ton foyer… ton travail… ta communauté… l'ensemble de ton pays… toute la planète… en remplissant les rivières, les marais et les lacs, en les nettoyant, pendant que tu répètes : « L'amour universel s'écoule à travers nous tous jusqu'à… » ce que tu veux… Reste-là un moment à te remplir… en le laissant s'écouler jusqu'aux autres… en soignant… Et remercie ta sagesse universelle, reste entre ses mains, fais une respiration à ta convenance et ouvre les yeux pour que nous commentions cet exercice.

### *Commentaires des participants*

# Introduction au thème du contrôle

Nous avons grandi en croyant que nous pouvons contrôler la vie, les événements, les autres. Et ce n'est pas vrai. Les autres sont comme ils peuvent, « chaque tête est un monde », le pire étant que ces mondes ont leur propre volonté. Ils sont libres et nombreux. D'autant plus que la vie s'écoule de manière inattendue et méconnue pour nous autres. Nous consultons la météo qui nous dit qu'il y aura du soleil, et il pleut. On sort faire une course rapide, mais il y a un accident sur la route et nous restons bloqués là une heure. Nous faisons des plans pour sortir avec quelqu'un qui ne vient pas. Les exemples sont infinis. Il y a peu de choses qui dépendent à 100% de notre volonté. Ou peut-être aucune. Nous créons l'illusion que nous pouvons contrôler, par exemple, la cigarette, l'alcool, le destin, le temps que nous passons sur les jeux vidéo, l'autre, « facilement ». Mais c'est une illusion. Les échecs qui se succèdent nous le prouvent. Il vaut mieux apprendre à faire avec la vie qu'à nous battre contre elle.

***Commentaires au coordinateur du groupe***

Proposez des exemples de situations imprévues de votre vie et demandez aux participants d'en faire de même.

## Poursuivre le thème du contrôle

Les physiciens disent que nous sommes matière et énergie conscientes. Notre Sagesse Universelle est la force créatrice de l'univers et elle s'écoule avec la vie d'une manière que nous ne comprenons pas. Notre volonté, notre part rationnelle dont nous parlions à la séance précédente, peut savoir ce qu'elle veut, mais elle n'a pas le contrôle. Pas plus que la partie émotionnelle ou inconsciente. Oseriez-vous donner le contrôle à la Sagesse Universelle que vous êtes et observer ce qui se passe ? Nous avons appris à dire *je fais ce qui est de mon ressort et toi tu t'occupes du reste* et à observer ce qui se passe. On fait le test ? Mais ensuite, c'est vous qui décidez quoi faire.

### Exercice pour donner le contrôle à la Sagesse Universelle

Les yeux fermés, sens ta respiration comme tu es là en train de respirer, sans rien changer, pendant que tu appelles ta Sagesse Universelle et que tu entres en elle… et là, à chaque respiration, tu te remplis de cette Force Créatrice toute-puissante que tu es… Et observe comme apparaît là, représenté sous n'importe quelle forme, ce contrôle que tu vas confier, au moins pour un moment… Peut-être qu'il apparaît sous la forme d'une télécommande de télévision… comme une chaîne… un cadenas ou une clé… ce peut être n'importe quoi… la première chose qui apparaît, c'est la bonne… Prends-la et confie-la à ta Sagesse Universelle… demande-lui de s'en occuper de la meilleure des façons pour toi. Laisse-le entre ses mains… Si tu es curieux de savoir, reste-là un moment à observer ce qu'elle en fait… Ce qui va se produire dans ta vie est surprenant… Remercie-la, dis-lui que tu t'en remets à elle, fais une respiration différente et ouvre les yeux pour commenter ton expérience.

***Commentaires des participants***

## Fin de la séance

Cette semaine, tout en continuant à pratiquer ce qu'ils ont déjà appris, chaque fois qu'ils ont envie d'avoir certains des comportements qu'ils veulent abandonner, qu'ils se souviennent comment ils ont imaginé le contrôle, qu'ils le confient à la Sagesse Universelle, et qu'ils fassent ce qu'ils veulent faire, en disant : « Je suis (le nom complet) et je fais ça parce que je veux le faire, parce que je l'ai décidé », et qu'ils le fassent.

# Chapitre 4

# Quoi à la place

## Introduction

Demander comment s'est passée la semaine. Ont-ils parlé avec leur Sagesse Universelle ? Est-il apparu une de leurs parties qui voulait les aider d'une mauvaise manière ? L'ont-ils fait entrer dans la Sagesse Universelle ou l'ont-ils chassée ? Se sont-ils souvenus de lui confier le contrôle et de répéter « *Je le fais parce que je veux le faire* » ?

### Introduction à l'exercice

Comme nous en avons parlé à la dernière séance, nous avons cette impression d'être constitués de plusieurs parties, qui ne sont pas toujours d'accord entre elles. Nous avons fait un exercice pour que nos différentes parties se connaissent, se reconnaissent, se comprennent, se soutiennent, collaborent les unes avec les autres et travaillent en équipe. Nous allons faire maintenant un exercice pour renforcer la collaboration entre elles.

### Exercice : renforcer la collaboration de nos différentes parties

Les yeux ouverts ou les yeux fermés, prends quelques instants pour te sentir confortable... en te laissant respirer tranquillement... naturellement... automatiquement... juste sentir l'air qui entre et l'air qui sort... Et appelle ta Sagesse Universelle... entre en elle et laisse-la t'envelopper... et envelopper toutes les parties de toi dans une même enveloppe... Et observe comme toutes les parties de toi arrivent maintenant à fonctionner en équipe... comme elles s'écoutent... comme elles se parlent... comme ta Sagesse Universelle continue à transformer cette atmosphère qui, AVANT, était conflictuelle, et en fait une nouvelle atmosphère, peut-être de complicité, peut-être d'amitié, peut-être d'esprit d'équipe...

Laisse ta respiration déployer cette atmosphère intérieure agréable pour qu'elle te remplisse complètement... pour qu'elle atteigne toutes les parties de toi, les différentes parties de toi qui respirent toutes d'une même respiration... l'air qui entre, l'air qui sort... Puis fais une respiration différente, et en gardant toutes les bonnes sensations que tu as maintenant, reviens ici pour que nous partagions cette expérience.

***Commentaires au coordinateur du groupe***

Invitez les participants à décrire leur atmosphère intérieure, en donnant comme exemple ce que vous-même avez ressenti sous la forme d'une métaphore. Par exemple, « C'est comme des chants polyphoniques ; elles chantent en même temps, chacune sa partition, et l'ensemble est très harmonieux. » Le fait de l'exprimer donne de la réalité, du corps, à l'expérience qu'ils viennent de vivre et renforce cette atmosphère en eux.

***Commentaires des participants***

### Poursuite de l'exercice : Mettre la partie « qui veut aller bien » aux commandes

Alors tu peux, les yeux ouverts ou les yeux fermés, continuer à ressentir cette atmosphère, ressentir cet esprit d'équipe qui t'habite, cette complicité, entre les différentes parties de toi...

Ce qui est certain, c'est qu'il y a une partie « qui veut aller bien ». C'est celle qui t'a amené ici, qui t'y fait revenir. Quand on se sent dépendant, on dit souvent de cette partie qu'elle manque de volonté, et pourtant, tu es là... elle t'a fait venir... comme quelque chose qui t'a poussé ou quelque chose qui t'a attiré. Cette partie « qui veut aller bien », c'est ta partie sage, guidée par ta Sagesse Universelle. Elle se manifeste en toi maintenant peut-être comme une force... ou peut-être comme une certitude... comme une envie... elle sait ce qui est bon pour toi... parce qu'elle a une tendance naturelle à la croissance...

Cette partie de toi « qui veut aller bien » n'occupe peut-être pas suffisamment de terrain en toi pour amener les autres parties à faire ce qu'elle sait être bien pour toi. Et pourtant elle est là... et tandis que j'en parle, tu la perçois en même temps à ta manière... comme une sensation... une émotion... une image... un souvenir...

ou une couleur... Laisse ta respiration parvenir jusqu'à elle, la renforcer, l'amplifier, pour que ses désirs, ses souhaits, ses besoins, orientent tes comportements, tes pensées, tes actes, tes attitudes, tes projets...

Repère un détail qui lui est propre, une sensation, un sentiment, un geste, une attitude, un symbole, une pensée... qui représente pour toi à partir de maintenant ta partie « qui veut aller bien », qui prend de plus en plus de place... à chaque respiration... de plus en plus de place... pour te remplir complètement....

Et en gardant cette attitude et les bonnes sensations que tu as maintenant, en ramenant avec toi ici ce symbole qui te représente, toi « qui veut aller bien », prends une grande respiration et revient au contact de cette pièce.

***Commentaire au coordinateur du groupe***

Invitez les participants à décrire le symbole qui représente « la partie qui veut aller bien » et l'écrire.

***Commentaires des participants***

## Introduction au thème de décider de sa destination

On se plaint souvent dans la vie d'être bloqué, coincé, de ne pas avancer, de ne pas arriver à... Et l'on se sent impuissant, frustré, peut-être en colère, peut-être désespéré, de toute façon « de mauvaise humeur »... Dans ces moments, dans ces périodes, si l'on s'écoute parler, on s'exprime en formulations négatives : « Je ne veux plus me sentir déprimé », « Je ne veux plus me mettre en colère », « Je n'en peux plus », « Je n'y arrive pas », « J'en ai marre de cette situation »... Quand on consulte un professionnel, ou un ami, il commence souvent par nous demander : « Qu'est-ce qui ne va pas ? »

Alors on commence par énoncer toute une liste de choses qui nous font souffrir, que ce soient des douleurs dans le corps, ou des peines de cœur, toute une série de choses qu'on n'arrive pas à faire, tout ce qu'on ne veut plus faire, voir, entendre... En résumé, un parfait tableau de ce qui ne va pas et qui nous fait souffrir et dont on ne veut plus.

Et pourtant… pourtant… cela dit aussi autre chose. Cette partie de nous qui est en train d'énumérer tout ce qui ne va pas, c'est cette partie de nous « qui veut aller bien ». Et elle est en train de dire ce qu'elle NE VEUT PLUS voir se produire dans sa vie. Cette partie « qui veut aller bien », c'est notre partie sage, guidée par la Sagesse Universelle.

Depuis tout petit, on sait dire ce qu'on ne veut plus. Quand on est tout petit, notre réalité se limite à ce que l'on perçoit juste autour de nous, avec nos sens. Et si ça ne nous plaît pas, on ne peut que dire, « Je n'en veux plus », et notre stade de développement cognitif ne nous permet même pas d'imaginer ce que l'on voudrait à la place, ou si peu. Voilà un autre apprentissage que nous avons tous fait, nous avons appris à dire ce que l'on ne veut plus, mais pas vraiment à dire ce que l'on veut.

Notre travail suit les principes éricksoniens. Selon Erickson, les êtres humains possèdent en eux un immense réservoir de ressources. C'est dans ces ressources que puise notre inconscient pour y trouver les moyens nécessaires à notre bien-être. Encore faut-il qu'on sache ce qu'est notre bien-être pour mettre en œuvre les ressources nécessaires ! Et tant qu'on se concentre sur ce qu'on ne veut plus, on ne peut pas se concentrer sur ce que l'on veut, ni savoir dans quelles ressources puiser. C'est comme si on montait dans un taxi en lui disant qu'on ne veut pas aller à Paris ! Il ne saurait pas où nous emmener. Notre inconscient ne sait pas quoi faire pour notre bien-être parce qu'il ne reçoit pas de consignes, et c'est ainsi qu'on n'avance pas, qu'on stagne, qu'on a l'impression d'être paralysé.

Alors nous allons faire un exercice pour donner une destination à cette partie de vous « qui veut aller bien », cette partie de vous qui occupe la totalité de vous maintenant. Vers quelle destination voulez-vous aller, pour quel résultat, dans quelle atmosphère, dans quel climat,… en quelque sorte, vous allez peindre le tableau de l'avenir que vous souhaitez.

### *Commentaires au coordinateur du groupe*

En petits groupes de trois ou quatre, et pour une durée de 20 minutes, demandez-leur de :

1. répondre aux questions suivantes, au nom de la partie « qui veut aller bien » :
   – Ce qu'ils ne veulent plus (être, faire, ressentir…) et ce qu'ils veulent (être, faire, ressentir…) à la place.

– Ce qu'ils vont gagner quand ils en auront fini avec la dépendance (exemple : de la liberté, de l'autonomie, de l'indépendance, de la confiance, du contrôle, etc.)
– Pour en faire quoi ? (Projets)
– Pour être qui ?
– Qui s'en portera mieux aussi ?

2. Résumer par écrit, juste en quelques mots, comme ça vient, les réponses à ces questions. Ce sont les éléments qui constituent le tableau de leur avenir souhaité. Puis les lire au petit groupe.

S'il reste du temps, faites-leur partager avec l'ensemble du groupe les éléments qui constituent le tableau de l'avenir qu'ils souhaitent.

**Exercice pour mettre en action « la partie qui veut aller bien »**

Les yeux ouverts ou les yeux fermés, retrouve cette représentation qui, pour toi, symbolise « ta partie qui veut aller bien »… laisse ta respiration s'y infiltrer dedans… et déployer en toi toutes les forces, tous les éléments qui te composent, toi qui veux aller bien…

Cette partie « qui veut aller bien » fait face à ces autres parties de toi qui veulent aussi aller bien mais qui, pour ça, JUSQU'À MAINTENANT, ont recouru à des moyens que tu veux faire disparaître de ta vie maintenant. Cette partie « qui veut aller bien » tend les bras à toutes ces parties de toi… et elles peuvent toutes se donner la main, faire une ronde, pour danser ou chanter ensemble sur la musique de la vie que tu veux maintenant… Toutes ces parties de toi sont enveloppées par la Sagesse Universelle… qui les invite à danser ou à chanter toutes ensemble… et ta respiration leur fournit l'énergie nécessaire à ce mouvement… Peut-être au début que ça manque d'harmonie, que certaines ont du mal à se mettre dans le rythme… hésitent… trébuchent…et observe comme, petit à petit, vos mouvements et vos gestes, vos voix s'harmonisent… comme toutes les parties de toi se mettent à danser ensemble… ou à chanter ensemble… jusqu'à sentir que vous ne faites qu'un… en train de danser ou de chanter d'une façon nouvelle et différente… harmonieuse… confortable… souple… Comment quand on prépare un gâteau, on mélange différents ingrédients, jusqu'à l'obtention d'une pâte lisse, unie, et ferme, qui est le résultat de toutes ces bonnes choses mélangées, pour en faire encore une chose meilleure et différente... Comme dans une équipe sportive, où chacun occupe la place et le rôle qui est le sien, où chacun mène des actions différentes, dans un même esprit, pour que l'ensemble de l'équipe atteigne son objectif... une médaille ou une coupe...

Eh bien... il t'est déjà arrivé dans ton passé plus ou moins récent de vivre quelque chose dans cet état d'esprit d'équipe entre tes différentes parties... où chacune a fait ce qu'elle avait à faire... ou chacune a occupé la place qu'elle avait à occuper... une situation où tu as été efficace, où tu t'es senti en accord avec toi et avec le monde, où tu t'es comporté comme tu aimerais le plus souvent te comporter... avec les résultats que tu espérais. Laisse ton inconscient faire revenir ce moment, ou ces moments, cette période, ou ces périodes... où tu as fonctionné comme tu aimerais la plupart du temps fonctionner... où tu t'es senti comme tu aimerais te sentir la plupart du temps... ce genre de moment dont on ne se souvient pas parce qu'à ce moment-là, il n'y a pas toujours de fortes émotions... tout est fluide... tout coule de source... on fait ce qu'il y a à faire... on se sent plutôt tranquille...

Et je ne sais pas... si ton inconscient te ramène dans un moment précis... ou pas... dans une situation précise... ou s'il en fait défiler plusieurs... et peut-être qu'il les rassemble en un seul moment...

Et dans ce moment où tu fonctionnes comme tu aimerais fonctionner la plupart du temps, observe... ce qui t'entoure... il y a peut-être autour de toi des personnes... des objets... la nature... Observe ce que tu es en train de faire, comment tu bouges, comment se tient la tête, comment bougent les mains, peut-être même que tu retrouves comment tu es habillé... chaussé... Et dans ce moment, sens combien tu es grand... droit... vertical... bien à ta place... Perçois la place que tu occupes dans le monde... comme si tu étais plus vaste... Sens la puissance qu'il y a en toi... une puissance tranquille... comme une grande certitude... comme une puissante volonté... Perçois comment tu vois, comment tu entends... comme si toutes tes antennes étaient déployées pour capter tout ce qu'il y a d'intéressant à capter... et ainsi, en étant correctement informé de ton environnement, dans ce moment-là, tu sais faire le bon pas... prendre la bonne décision... dire les mots qu'il faut... juste comme il faut... juste quand il faut... avec le bon ton, la bonne voix… et cette grande détermination… déterminé à obtenir ce que tu veux obtenir comme résultat…

Dans ce moment, dans ces moments, observe-toi… observe comme tu es efficace… observe ce que tu fais de bien, de bien selon tes critères… en accord avec tes valeurs… c'est aussi comme ça que t'ont vu certaines personnes dans ton entourage dans ces moments… et la satisfaction, la fierté, l'admiration, l'amour, qu'elles ont éprouvés sont venus nourrir la satisfaction, la fierté en toi… quelque part… peut-être minuscule… et qui se développe… encore et encore… Et quelles sont tes qualités dans ces moments-là ?… Qu'est-ce qui te rend si efficace ?… laisse ta Sagesse Universelle te les murmurer à l'oreille…

Prends tout le temps qu'il t'est nécessaire de ton temps intérieur pour enregistrer, consciemment et inconsciemment, tout ce qui te permet de te comporter comme tu veux te comporter… de te sentir comme tu veux te sentir… d'être ce que tu veux être… Et puis, projette-toi dans une situation du passé, ou dans une situation à venir, une situation dans laquelle, AVANT, tu réagissais, tu te comportais, d'une manière qui ne te convient plus, et observe juste, comme, MAINTENANT, tu vis cette situation d'une manière nouvelle et différente… confortable pour toi… et pour les autres… parce que c'est « la partie qui veut aller bien » qui est aux commandes… Observe ce qui fait la différence… ce qui rend cette situation plus confortable… ce que tu fais de différent… ce que tu dis de différent… ce que tu ressens d'une autre manière… ce qui te fait penser que tu as un certain contrôle… et un contrôle certain… Prends tout le temps qu'il t'est nécessaire de ton temps intérieur pour apprendre, consciemment et inconsciemment, tout ce que tu peux apprendre de ce moment pour pouvoir en vivre d'autres d'une manière nouvelle et différente pour toi, d'une manière plus confortable… parce que c'est toi qui contrôles ce qu'il te revient de contrôler…

Tu viens d'apprendre beaucoup de choses, consciemment et inconsciemment… alors ramène toutes ces connaissances, conscientes et inconscientes, avec toi maintenant, ici, dans cette pièce pour pouvoir dorénavant les utiliser dans des situations qui, AVANT, n'étaient pas si faciles pour toi, et pouvoir les utiliser MAINTENANT de manière automatique, de manière bénéfique, naturellement, en toute sécurité.

Et quand tu es prêt, tu peux faire une respiration différente, ouvrir les yeux, et revenir partager ton expérience avec le groupe.

***Commentaire au coordinateur du groupe***

Demandez à chaque participant de citer au moins une chose qu'il a apprise de cette expérience et qui pourra lui être utile pour atteindre ses objectifs de liberté, d'autonomie, d'indépendance, de contrôle.

***Commentaires des participants***

## Fin de la séance

D'ici la prochaine séance, ils peuvent :

- S'AMUSER à se demander ce qu'ils veulent à la place de ce qu'ils ne veulent plus.
- Compléter la liste des éléments qui constituent le tableau de leur avenir souhaité
- Observer « celui qui veut aller bien » en action, avec les qualités qui sont les siennes.

# Chapitre 5
# Les risques de rechute et la construction de stratégies

## Introduction

Leur demander comment s'est passée la semaine... Se sont-ils amusés à se demander ce qu'ils voulaient à la place de ce qu'ils ne voulaient plus ? Ont-ils complété la liste des éléments qui constituent le tableau de leur avenir souhaité ? Ont-ils observé « celui qui veut aller bien » en action ?

## Introduction au thème des risques de rechute

Quels sont les risques de rechute et leurs conséquences ? De dire ou de croire : « Rien qu'une fois, ça fait rien » ? De fréquenter des groupes ou d'autres consommateurs ? Que notre dépendance soit encore liée à ce qui nous fait consommer, des émotions, des peurs, de la colère, se sentir seul ? Quoi d'autre ?

***Commentaires au coordinateur du groupe***

Encouragez les participants à exposer quels sont pour eux les risques de rechute ; donnez-leur 20 minutes pour qu'ils en discutent en petits groupes et fassent une liste des risques possibles.

Ensuite, sous forme individuelle, chaque participant remplit le tableau suivant, en utilisant une ligne pour chaque situation de risque. À la fin, le partager avec son groupe.

**Risques**

| Nom | Lieu | Heure | Autres personnes | Émotion | Ce qui se passe | Autres |
|---|---|---|---|---|---|---|
| | | | | | | |
| | | | | | | |
| | | | | | | |
| | | | | | | |
| | | | | | | |
| | | | | | | |
| | | | | | | |

# Introduction au thème d'apprendre à profiter de chaque instant

L'esprit inconscient fonctionne à travers le principe de plaisir, et si nous voulons lui demander d'éviter les risques et d'en finir avec la dépendance, qui jusqu'à maintenant avait un aspect plaisant, il va falloir lui proposer de changer quelque chose qui lui procure aussi du plaisir.

Nous passons notre vie à nous plaindre et à regarder ce qui va mal, sans tenir compte de toutes les choses bonnes et agréables dont nous disposons pour prendre plaisir à chaque instant. Il y a beaucoup de choses, beaucoup de petits détails dont nous pouvons profiter, toujours. Par exemple, en ce moment, est-ce que c'est la température de la pièce qui est agréable ? Ce que nous sommes en train d'observer ? C'est la chaise sur laquelle vous êtes assis qui est confortable ? Et la route pour venir ici, est-ce qu'il y avait des arbres, des plantes, des fleurs sur le chemin ? Et ce matin, avez-vous pris plaisir à prendre un café ou un thé ? Est-ce que la chambre où vous avez dormi était confortable ?

Il y a tant et tant de détails agréables que nous cessons de percevoir… et si vous apprenez à y prendre plaisir, votre esprit inconscient sera heureux même s'il abandonne les satisfactions que vous donnait cette dépendance. Parce que les dépendances nous font nous sentir bien mais nous font aussi nous sentir mal, alors qu'au contraire, les tout petits détails dont nous pouvons profiter à chaque instant nous font seulement nous sentir bien. Apprendre à jouir de chaque instant est la principale stratégie pour laisser de côté les dépendances et c'en est une de plus que vous pouvez ajouter à n'importe quelle stratégie qui vous vient à l'esprit pour éviter les situations à risque. Nous allons faire maintenant un exercice pour apprendre à prendre plaisir à chaque instant, dans ses moindres détails, et à travers tous nos sens.

## Exercices pour apprendre à jouir de chaque détail et de chaque instant

Là où tu es, entre dans ta Sagesse Universelle et reste-là un moment à percevoir les sons ou le silence de ce lieu… Est-ce qu'ils sont agréables ?… Tu peux aussi te souvenir d'un son qui te détend, peut-être une musique qui te plaît… fais-le maintenant… Comment se sent ton corps là où tu es assis, allongé ? Si c'est agréable, profites-en, sinon, rappelle-toi n'importe quelle situation où ton corps s'est senti très bien, peut-être dans ta chambre, peut-être dans l'eau, peut-être en train de danser… en y prenant plaisir… en chantant ou en fredonnant une chanson… Si tu as les yeux ouverts, tu peux regarder les choses agréables de cette pièce et si tu les as fermés, rappelle-toi n'importe quelle image qui te plaît… peut-être un coucher de soleil, le ciel bleu, un paysage, une scène familière, un extrait de film… n'importe quoi… Maintenant, retrouve une odeur agréable, très agréable, qui te ramène dans de beaux souvenirs… la terre mouillée… les petits gâteaux qui sortent du four, un parfum… n'importe quelle odeur agréable… Ou peut-être que tu préfères te souvenir d'une saveur qui te plaît beaucoup…

Tu es en train d'apprendre à prendre plaisir à chaque détail que la vie t'offre et en prenant plaisir à de nombreux, très nombreux petits détails qui se transforment en un plaisir très très grand et surtout permanent, toujours là… Reste ainsi un moment à prendre plaisir et, quand tu le veux, en gardant les sensations agréables que tu as maintenant, fais une respiration différente et ouvre les yeux.

### *Commentaires des participants*

### *Commentaires au coordinateur du groupe*

Donnez les instructions suivantes :

Élaborez maintenant individuellement une stratégie pour supprimer chaque risque. La stratégie doit contenir les mêmes éléments que le risque ; par exemple, si le risque est d'être à tel endroit avec un groupe de personnes, la stratégie doit déterminer dans quels lieux vous vous proposez d'être, et avec quelles personnes. Cela fait, discutez-en avec votre groupe. Il est possible de changer le lieu, l'heure, les personnes, et par conséquent l'émotion mais surtout votre action.
La colonne « Autres » comprend tout ce que vous pensez nécessaire.

S'il y a suffisamment de temps, et si c'est pertinent, on peut réunir tout le groupe pour qu'ils partagent et commentent ce qui leur paraît important : ce qu'ils ont découvert d'abord concernant les risques, puis concernant les stratégies. Après avoir écouté, ceux qui le veulent peuvent modifier les stratégies proposées ou en créer d'autres.

### Stratégies proposées

| Nom | Lieu | Heure | Autres personnes | Émotion qui apparaît | Action | Autres |
|---|---|---|---|---|---|---|
| | | | | | | |
| | | | | | | |
| | | | | | | |
| | | | | | | |
| | | | | | | |
| | | | | | | |
| | | | | | | |

### Exercice pour s'exercer aux stratégies en imagination

Là tu es, installe-toi confortablement, appelle ta Sagesse Universelle tout en gardant à l'esprit ce que tu viens d'écrire dans les deux tableaux. Entre en elle, mets-toi entre ses mains, demande-lui de l'aide… et imagine-toi maintenant que tu es déjà en train d'effectuer chacune des stratégies que tu as créées… une par une, dans l'ordre ou en désordre… ou toutes ensemble… imagine-les dans leurs moindres détails et entre en elles, en les ressentant, en les vivant, en les testant…

peut-être en les améliorant… et observe comment à chaque instant tu es en train de prendre plaisir aux moindres petits détails, en te remplissant de plaisir… et reste-là un moment à travailler avec ta Sagesse Universelle en lui demandant de les améliorer, de t'en proposer d'autres… et pendant que tu es en train d'imaginer… de vivre… de désirer… de prendre plaisir aux détails… ces stratégies vont prendre leur place en toi, prendre racine là où AVANT il y avait les risques, parce qu'aux mains de ta Sagesse Universelle, les difficultés se transforment en opportunités, en formes nouvelles, différentes et bénéfiques de vivre, d'agir, de sentir, de réagir… et pendant que tout cela est en train de se passer, ta respiration est en train de faire quelque chose de très important pour toi… ta respiration cherche et trouve dans toute ton histoire ce qui a engendré, fait grandir et maintenu JUSQU'À MAINTENANT cette dépendance, elle le sort de ton histoire et le confie à ta Sagesse Universelle et pendant que ta Sagesse Universelle s'en occupe et que ton histoire est en train de se nettoyer de ce qui a généré, fait grandir et maintenu JUSQU'À MAINTENANT cette dépendance… tes stratégies et celles de ta Sagesse Universelle sont en train de prendre racine, de se développer, de se renforcer… pendant que tu continues peut-être à réviser les stratégies… ou peut-être pas… peut-être en les améliorant… peut-être pas… et quand tu sens que c'est suffisant, dis à ta Sagesse Universelle que c'est ça que tu veux ou même mieux… remercie-la et demande-lui que chaque fois qu'elle voudra te proposer une nouvelle stratégie, qu'elle le fasse la nuit dans ton sommeil, dans ton rêve, ou la journée, pendant que tu rêves éveillé, ou par le biais d'une intuition, comme elle voudra, comme ce sera le mieux pour toi… et maintenant, fais une respiration différente et ouvre les yeux pour que nous puissions commenter cette expérience.

***Commentaires des participants***

***Commentaire au coordinateur du groupe***

Si certains veulent ajouter une stratégie apparue pendant la transe ou modifier celles qu'ils ont déjà, ils peuvent le faire.

# Fin de la séance

Proposer aux participants :

- de se souvenir de profiter de chaque instant, chaque détail, jusqu'au plus simple ;
- d'essayer leurs stratégies pendant la semaine et de les améliorer ;
- d'essayer d'utiliser tout ce qu'ils ont appris dans les autres séances, et surtout de dire à leurs Sagesse Universelle : *Je fais ce qui est de mon ressort et toi tu t'occupes du reste* et de lui confier l'image de ce qui est en train de les déranger.

# Chapitre 6
# Reconnaître et satisfaire les besoins primaires

## Introduction

Leur demander comment s'est passée la semaine… Se sont-ils souvenus de prendre plaisir à chaque instant, de savourer chaque détail, jusqu'au plus simple ? Ont-ils essayé leurs stratégies, en ont-ils inventé de nouvelles ? Parmi tout ce qu'ils ont appris dans les séances précédentes, qu'ont-ils utilisé et qui les a aidés à progresser vers leurs objectifs ? Ont-ils encore gagné davantage de liberté, d'autonomie, de contrôle, d'indépendance ? Comment ça se traduit dans leur vie ? Qui va mieux dans leur entourage ? Et surtout, se sont-ils souvenus de parler avec leur Sagesse Universelle et de lui dire « *Je fais ce qui est de mon ressort, et toi, tu t'occupes du reste* », et de lui confier l'image de ce qui les dérangeait ?

Depuis que nous avons commencé ce travail en groupe, vous avez appris beaucoup de choses… Vous avez notamment appris à être « celui qui veut aller bien », à enfiler ce costume, à vous mettre dans cette peau…

### Exercice pour mettre « celui qui veut aller bien » aux commandes

Alors, les yeux ouverts ou les yeux fermés, laisse apparaître ce symbole qui représente cette attitude, cette envie d'aller bien, et laisse ta respiration installer complètement cette attitude en toi, et la force, les ressources, la détermination qui vont avec… Sens comme tu es grand, droit, vertical, bien à ta place… sens cette force, cette détermination, ce pouvoir… observe comme toutes tes antennes sont déployées pour capter tout ce qu'il y a d'intéressant à capter, consciemment et inconsciemment… pour enregistrer tout ce qu'il y a d'intéressant à enregistrer… par tes yeux, tes oreilles, les pores de ta peau… en trouvant d'autres ressources… d'autres compréhensions… d'autres points de vue… de nouvelles façons d'être… de nouvelles façons d'agir… de te sentir…

Et en gardant cette attitude et les bonnes sensations qui l'accompagnent, fais une grande respiration et ouvre les yeux.

# Introduction au thème d'identifier les besoins et les envies

Milton Erickson appartenait à ce courant psychologique humaniste pour qui l'être humain est une personne responsable, libre de réaliser ses potentialités à travers un processus de « devenir ». L'originalité d'Erickson repose sur sa conviction que l'homme possède en lui toutes les ressources nécessaires pour répondre de manière adaptée à n'importe quelle situation.

Un autre psychologue humaniste, Abraham Maslow, contemporain de Milton Erickson, s'est intéressé de plus près à la motivation. Il en a conclu que l'inconscient a toujours une bonne raison de nous faire agir comme il nous fait agir, même si notre comportement nous déplaît, parce qu'il cherche en réalité à satisfaire un besoin légitime. Et nous avons vu que les comportements de dépendance sont des comportements, destinés à l'origine à satisfaire un besoin, qui sont devenus automatiques et que l'on exécute sans réfléchir. Comme nous sommes naturellement portés à rechercher le confort, la facilité, notre inconscient se saisit de la solution la plus facile à atteindre, tout de suite disponible, alors qu'il y en a certainement beaucoup d'autres… et vous en avez trouvé bien d'autres, ce sont vos nouvelles stratégies. Depuis que nous avons commencé ce travail de groupe, vous avez déjà travaillé à modifier ces comportements automatiques, en mettant des grains de sable dans leur mécanisme, en recourant à vos ressources personnelles.

Et en mêlant les points de vue d'Erickson et de Maslow, notre travail consiste à identifier les besoins et à y répondre d'une manière plus adaptée à ce que vous voulez être aujourd'hui, en utilisant les ressources qui sont les vôtres aujourd'hui, qui sont différentes et supérieures à celles que vous possédiez au moment où s'est mis en place ce comportement inadapté dont vous ne voulez plus. Comme c'est arrivé à cet adulte de 30 ans qui continue à apaiser sa souffrance avec des sucreries, comme s'il était encore un tout petit et ne savait pas l'apaiser d'une autre manière, jusqu'à mettre sa santé en danger.

Selon la théorie de la motivation de Maslow, il y a cinq besoins fondamentaux présents simultanément en l'homme et qui motivent son comportement. Tant qu'un besoin n'est pas satisfait, il fonctionne comme une source de motivation. Ces besoins sont : les besoins physiologiques, le besoin de sécurité, le besoin d'appartenance, le besoin de reconnaissance, le besoin d'auto-réalisation.

Et parfois, nous confondons les envies et les besoins. Par exemple, les parents doivent satisfaire les besoins de l'enfant (lui donner à boire s'il a soif) et non ses envies (envie d'un soda) qui peuvent masquer et déformer les besoins. L'enfant peut boire un verre d'eau pour assouvir sa soif (c'est un besoin à assouvir) et s'imaginer que c'est un soda (c'est une envie pas nécessaire).

Il est fondamental de faire la différence entre ses envies et ses besoins. Les envies peuvent être satisfaites en imagination, pas les besoins.

Nous allons vérifier dans quelle mesure vos besoins sont satisfaits ou ont besoin de l'être, et mettre en évidence des façons nouvelles, différentes et bénéfiques de les satisfaire.

## Les cinq besoins fondamentaux selon Maslow

### 1. Les besoins physiologiques.

Ce sont les besoins qui assurent la survie de l'être humain : respirer, manger, boire, dormir, se reproduire, avoir un abri, etc. Et ça commence par prendre soin de soi, se nourrir correctement…

Votre présence ici dans ce groupe est déjà une façon de prendre soin de vous. Vous êtes ici pour en finir avec une dépendance qui porte atteinte à votre bien-être. Vous avez déjà appris bien des choses sur vous, vous avez déjà adopté de nouvelles stratégies pour vous comporter d'une manière plus saine, bénéfique, en puisant dans vos ressources. Et nous allons poursuivre dans ce sens. À vous de vous entraîner, en vous montrant tolérants envers vous-même. À vous de vous demander, quand vous êtes saisis de la pulsion irrépressible d'assouvir un besoin, s'il s'agit d'un véritable besoin ou d'une envie. Par exemple, après une matinée de travail, il est normal d'éprouver de la faim ; c'est un besoin physiologique, notre corps a besoin de carburant. Et ce BESOIN peut nous donner ENVIE de manger un gâteau bien sucré… Le corps a BESOIN d'énergie, la bouche a ENVIE de sucre. La bouche qui a ENVIE de sucre, c'est peut-être notre partie mal éduquée qui a appris à compenser les désagréments par les sucreries. « Celui qui veut aller bien » peut décider, pour le bien-être de l'équipe, de répondre au BESOIN d'énergie en avançant l'heure du repas par exemple ou en se nourrissant d'un mets plus sain.

Rappelez-vous que cette partie de nous « qui veut aller bien » est naturellement portée à la croissance, au bien-être, qu'elle est guidée par la Sagesse Universelle qui sait ce qui est bon pour nous, et que l'on peut donc suivre ses conseils.

Nous avons appris à considérer notre corps comme s'il était de troisième catégorie et à croire que l'intellect, le sport, la beauté, les amis, le prestige, sont plus importants que lui. Et c'est ainsi que nous ne répondons pas à ses besoins. Par exemple, nous choisissons d'aller au cinéma ou à une réunion au lieu de dormir alors que nous sommes fatigués. Ou de consommer de la mal-bouffe devant la télévision ou même de ne pas manger, pour travailler, pour être avec les amis. Et de lui faire boire des choses qui lui font du mal. Nous ne subvenons pas à ses besoins de base en matière de survie, et en plus, nous le maltraitons. Les femmes, et de plus en plus les hommes, font souffrir leur corps pour plaire. Et quand on consomme des substances ou de l'alcool, on le maltraite gravement. Les personnes boulimiques et qui se font vomir se font aussi du mal en perdant des électrolytes. Et celles qui se laissent frapper ou restent avec quelqu'un qui les maltraite de quelque façon que ce soit, et qui en souffrent, maltraitent également leur corps. Selon le Docteur Emoto, si on insulte de l'eau, ou si on l'expose à des sons stridents, elle produirait des cristaux similaires à ceux d'une eau contaminée. À l'opposé, si on remercie l'eau, si on lui dit des choses gentilles ou qu'on l'expose à une musique agréable, elle produit des cristaux similaires à ceux de l'eau de source la plus pure. En se laissant insulter et maltraiter par des paroles et des habitudes, on maltraite aussi notre corps. Et c'est le seul corps que l'on ait, et s'il cesse de fonctionner ou s'il se met à mal fonctionner parce qu'il est abîmé, on ne peut pas faire tout ce que l'on aime, on risque de souffrir ou d'être sérieusement dérangé, peut-être pendant longtemps ou même pour ce qu'il nous reste à vivre.

Nous allons faire un exercice pour demander de l'aide à « celui qui veut aller bien » pour qu'il nous aide à faire la différence entre le besoin et l'envie, et nous allons demander de l'aide à notre Sagesse Universelle pour que tous deux nous aident à ne plus jamais faire du mal à notre corps ou laisser les autres lui faire du mal. Et nous allons aussi demander pardon à notre corps pour l'avoir fait souffrir, et lui promettre d'en prendre soin.

## Exercice pour prendre soin de son corps

Mets ce travail dans les mains de ta Sagesse Universelle, entre en elle… appelle « celui qui veut aller bien » et invite-le à recevoir l'aide de ta Sagesse Universelle pour ne plus jamais faire du mal à ton corps ni permettre à d'autres de le faire. À partir de maintenant, ta Sagesse Universelle fonctionne comme ta meilleure protection… imagine que tu te réveilles le matin ou à n'importe quelle heure de la nuit et que tu entres en elle… imagine qu'avant de t'endormir tu entres en elle… imagine que tu entres dans ta Sagesse Universelle chaque fois que tu es dans une situation dans laquelle tu pourrais te faire du mal ou dans laquelle quelqu'un pourrait faire du mal à ton corps… tu sais quelles sont ces situations, prends un moment pour t'en souvenir en les imaginant d'une manière différente… de l'intérieur de ta Sagesse Universelle, totalement protégé… Demande à « celui qui veut aller bien », associé à ta Sagesse Universelle, d'envoyer à ton corps et à ton esprit un signe qui t'indique si ce que tu t'apprêtes à faire est destiné à satisfaire un besoin ou une envie… et c'est ainsi que tu es en train d'apprendre à manger d'une manière saine… à dormir le temps que tu as besoin de dormir… en donnant à ton corps ce dont il a besoin pour aller bien…

Parle avec ton corps, demande-lui pardon pour l'avoir maltraité ou pour ne pas en avoir pris soin… ou pour ne pas l'avoir défendu… explique-lui que tu es en train de changer… promets-lui que ça n'arrivera plus, et que s'il t'arrive de te tromper ou d'échouer, tu vas apprendre de tes erreurs pour que cela ne se reproduise plus. Promets-lui… Fais-le avec tes mots, et serre-le, caresse-le, rassure-le… Et maintenant, conscient de cette promesse… demande à ta Sagesse Universelle qu'elle aide « celui qui veut aller bien » à se réaliser… Dis-lui que tu te mets entre ses mains, fais une respiration profonde et ouvre les yeux.

### *Commentaires des participants*

## 2. Les besoins de sécurité, de protection

On a tous besoin d'un toit, de se sentir protégé, on a besoin de stabilité. On a besoin de se sentir en sécurité, en confiance. On a besoin par exemple que quelqu'un nous soigne quand on est malade. Or, dans le monde extérieur, dans notre environnement, la sécurité n'est pas garantie. Quand on éprouve un sentiment de sécurité, il est plus facile d'être détendu, créatif, d'avoir envie d'explorer… Mais le monde extérieur ne nous procure pas toujours ce sentiment de sécurité. Par contre, nous avons les moyens de l'installer en nous-même. La première chose, c'est de se sentir en sécurité avec soi-même, protégé par soi-même.

### Exercice pour satisfaire le besoin de sécurité

Les yeux ouverts ou les yeux fermés, sens ta respiration et observe comme ta respiration, sans que tu n'aies rien à faire, renforce la présence de « celui qui veut aller bien »… Perçois les sensations qui l'accompagnent, comme tu te sens grand, droit, vertical, à ta place… déterminé… Appelle ta Sagesse Universelle, entre en elle ou laisse-la t'envelopper et envelopper en même temps les membres de ton équipe… sur qui tu peux compter… tous habités du même désir d'aller bien…

Perçois maintenant ce sentiment de sécurité… quelque part en toi… parce que tu sais que tu peux compter sur toutes les parties qui te constituent… ce sentiment de sécurité que tu veux renforcer… pour te sentir plus fort… plus confiant… Mets ce travail dans les mains de ta Sagesse Universelle, demande-lui de faire ce qu'il y a à faire, de changer ce qu'il y a à changer, de renforcer ce qu'il y a à renforcer, pour que toi, dans ta totalité, tu te sentes dans ton espace intérieur totalement en sécurité… parfaitement tranquille… complètement chez toi… à ta place… Demande à ta Sagesse Universelle de prendre toutes les dispositions nécessaires pour que puisse entrer dans ton espace intérieur tout ce qui est bon et bénéfique pour toi, et pour que puisse rester à l'extérieur ou sortir de toi tout ce qui n'a rien à faire dedans, tout ce que tu ne veux plus… Et observe juste ce qui est en train de se passer… que tu le voies, ou que tu le ressentes d'une manière ou d'une autre… Peut-être que ta Sagesse Universelle installe une enveloppe protectrice autour de toi, comme un filtre qui laisse entrer seulement ce qui est bénéfique pour toi, et qui laisse sortir ce qui n'a plus rien à faire en toi… et qui interdit l'entrée de ton espace intérieur à tout ce qui pourrait nuire à ton bien-être… Et tu peux déjà remarquer certaines choses qui ne peuvent plus entrer dans ton espace intérieur…

Et sens, au fur et à mesure que ta Sagesse Universelle s'occupe de mettre ton espace intérieur en sécurité, ce sentiment de sécurité qui s'amplifie en toi… Et comme tu peux te sentir encore plus grand… plus droit… plus fort et confiant, à ta place… Et ta Sagesse Universelle… automatiquement… en permanence… continue à transformer ces dispositifs, ton filtre, selon tes besoins à chaque instant… selon ton environnement… selon les situations…

Et quand tu as remarqué comment ta Sagesse Universelle assure ta sécurité, ou que tu l'as ressenti, tu peux faire une respiration différente et revenir ici commenter cette expérience.

***Commentaire au coordinateur du groupe***

Demandez aux participants de faire partager à l'ensemble du groupe certaines des dispositions prises par leur Sagesse Universelle pour améliorer leur sentiment de sécurité.

***Commentaires des participants***

***Commentaire au coordinateur du groupe***

Expliquez que ces deux premiers besoins sont des besoins qu'on appelle primaires parce qu'ils sont nécessaires à la survie de l'être humain. Les trois suivants sont plutôt nécessaires à son développement personnel, à son accomplissement. Ils seront traités dans la prochaine séance.

## Fin de séance

Demander aux participants

- de continuer à parler avec leur Sagesse Universelle ;
- de mettre « celui qui veut aller bien » aux commandes quand ils se trouvent confrontés à des situations à risque ;
- de s'entraîner à identifier ces deux besoins, les besoins physiologiques et les besoins de sécurité, quand ils sont sur le point d'agir d'une façon qui ne leur convient plus, et
- d'essayer de nouvelles façons de les satisfaire à la manière de « celui qui veut aller bien ».

# Chapitre 7

# Reconnaître et satisfaire les besoins liés au développement et à la réalisation de soi

Demander comment s'est passée la semaine. Se sont-ils entraînés à mettre « celui qui veut aller bien » aux commandes dans des situations à risque ? Ont-ils remarqué ce qui relevait du besoin ou de l'envie quand ils se sentaient poussés à se comporter d'une manière dont ils ne voulaient plus ? Ont-ils essayé de satisfaire ces besoins d'une manière nouvelle, différente et bénéfique ?

## Introduction au thème des besoins liés au développement et à la réalisation de soi

Les deux besoins dont nous avons parlé pendant la séance précédente sont appelés primaires parce qu'ils sont indispensables à la survie de l'être humain. Les trois suivants sont nécessaires à son développement personnel, à son accomplissement. Ce sont les besoins d'appartenance, de reconnaissance et de réalisation de soi. Nous allons voir comment ils se manifestent et comment les satisfaire avec l'aide de la Sagesse Universelle.

### 1. Le besoin d'appartenance

Nous avons besoin de sentir que nous appartenons à un groupe, à une communauté ; nous avons tous besoin d'être aimés, écoutés, compris ; nous avons besoin de relations, de liens, d'amis, pour partager, pour communiquer, pour échanger. Mais le plus important pour que cela se produise est de nous sentir appartenir à nous-même, de nous aimer, d'aimer l'équipe constituée par nos différentes parties, de les accepter, de les aider à communiquer, à établir de bonnes relations entre elles et avec nous-même, avec l'être humain que nous sommes dans notre totalité.

Cependant, beaucoup de personnes qui avaient une dépendance grave, surtout dans le cas de consommation d'alcool ou de substances, et qui s'en sont débarrassées, racontent qu'elles vivent une situation inconfortable parce qu'elles ne se sentent pas appartenir à ceux qui consomment, pas plus qu'elles ne se sentent appartenir à ceux qui n'ont jamais consommé.

La raison en est qu'elles portent le masque que leur avait collé la société : le toxico, l'alcoolique, l'anorexique ou la boulimique, l'idiote, le feignant, le malade avec tel problème, et qu'on les voit et qu'on les croit comme ça. Il y a aussi des masques que nous a mis la famille peut-être depuis notre tout jeune âge comme le bon à rien, celui qui ne fera jamais rien dans la vie, celui qui ressemble à… et il y a aussi les masques que nous nous mettons, celui de « je ne suis pas capable », « je ne mérite pas », « ça n'est pas pour moi », entre autres.

Le problème de ces masques, c'est qu'ils nous collent à la peau ; le problème, c'est qu'ils nous recouvrent de la tête aux pieds ; le problème c'est qu'on se voit et qu'on se croit comme ça.

Nous allons faire un exercice pour satisfaire en nous notre besoin d'appartenance, pour nous appartenir à nous-même, et demander à la Sagesse Universelle d'enlever, pendant l'exercice et tout le temps qui sera nécessaire, d'enlever les masques que nous portons afin de savoir qui nous sommes.

## Exercice pour satisfaire le besoin d'appartenance

Les yeux ouverts ou les yeux fermés, sens ta respiration et observe comme, à chaque respiration, la présence de « celui qui veut aller bien » se renforce de plus en plus en toi… à chaque respiration… Perçois les sensations qui l'accompagnent toujours… comme tu te sens grand, droit, vertical, bien à ta place… déterminé… en sécurité dans ton espace intérieur… Appelle ta Sagesse Universelle, entre en elle et demande-lui, pendant que tu es en train de travailler avec tous les membres de ton équipe, d'utiliser ta respiration pour laisser passer l'air entre le masque… entre les masques et ta peau… en les décollant… qu'elle soigne ta peau au-dessous… en enlevant la colle… ou peut-être en transformant les masques en un vêtement confortable qui permet de voir qui tu es et que tu peux utiliser de temps en temps… par exemple, si tu veux te rappeler comment tu agissais AVANT en suivant le livret qui correspond à chaque masque… avant de savoir qui tu es en réalité... Et demande-lui de continuer à travailler à décoller le masque, à soigner la peau, tout le temps nécessaire même après l'exercice...

Et maintenant, entre en elle ou laisse-la t'envelopper et envelopper en même temps tous les membres de ton équipe... sur lesquels tu peux compter... parce qu'ils ont tous la même envie d'aller bien... Prends plaisir à cette nouvelle atmosphère en toi... et sens comme c'est confortable de vivre en paix avec toi-même... Sens la puissance de cet esprit d'équipe en toi... toutes ces compétences mises en commun... tous ces savoir-faire mis en commun... toutes ces ressources mises en commun... Perçois aussi cet amour entre les différents membres de ton équipe... cette amitié... cette complicité entre les différentes parties de toi... On pardonne tout à ses amis parce qu'on les aime, et l'on trouve toujours de bonnes raisons pour justifier leur comportement... et même à considérer des défauts comme des qualités... Dans ces relations d'amitié, la peur devient de la prudence... la méfiance devient de la curiosité... on s'explique gentiment au lieu de se disputer... on se laisse parler... on s'écoute... on échange... et l'on s'enrichit mutuellement... Laisse ta Sagesse Universelle qui habite toutes les parties de toi renforcer vos relations... les imprégner d'amour... d'amitié... de compréhension...

Et si tu veux, plein de cet amour en toi, tu peux te promener dans différentes situations de ta vie... juste pour observer avec curiosité comme les relations avec les autres peuvent être différentes MAINTENANT et tellement plus confortables quand tu les abordes plein de cet amour en toi... comme si ton atmosphère de paix intérieure diffusait à l'extérieur... Observe comme certaines relations peuvent être MAINTENANT plus paisibles... et comme ta paix intérieure, l'union et l'amour entre toutes tes parties font du bien à ton entourage.

Et peut-être que tu te rends compte déjà comme le masque, les masques se sont décollés ou sont en train de se décoller... Et imagine maintenant que tu es déjà libéré de ce masque... comment te sens-tu dans la vie MAINTENANT sans ce masque de ex-toxico, ex-dépendant, ex-n'importe quoi ? Observe comme tu es dans ta vie maintenant que tu as changé tant de choses au sein de ce groupe, et en particulier du fait que tu aies déjà enlevé les masques que tu portais... et observe comme tu te sens maintenant comme tu aimes te sentir... Tu es en train de vivre comme tu veux vivre, libéré des masques, avec toutes tes parties en harmonie, selon « ta partie qui veut aller bien » et toujours dans les mains de ta Sagesse Universelle.

Prends tout le temps qu'il t'est nécessaire de ton temps intérieur pour explorer ce que tu as envie d'explorer... pour enregistrer ce qui peut t'être utile, consciemment et inconsciemment... très curieux de savoir comment tu vas aller en prenant conscience de qui tu es au-dessous des masques... et quand tu veux, tu peux faire une respiration différente et revenir ici commenter cette expérience.

***Commentaire au coordinateur du groupe***

Vérifiez auprès de chaque participant qu'il se sente en paix avec lui-même. Si ce n'est pas le cas pour certains, demandez au reste du groupe d'imaginer ce qu'il se passe pour cette personne et de le résoudre avec la respiration.

***Commentaires des participants***

## 2. Les besoins d'estime, de reconnaissance

Nous avons besoin de sentir que nous participons au monde, nous avons besoin de nous sentir utiles et d'être reconnus à notre juste valeur, d'être respectés. Et le problème, c'est que nous avons appris, depuis tout petit, à chercher à être reconnus par les autres, parce que nous avons cru que si nous étions des enfants gentils et bien portants, alors nos parents, les autres adultes, allaient nous aimer d'un amour absolu et inconditionnel qui ferait qu'on ne manquerait de rien. Et parce que nous étions des enfants normaux, et que les enfants gentils et bien portants ça n'existe pas, il nous arrivait de désobéir, ou de ne pas vouloir manger ou aller nous coucher, ou de nous salir... Et nous avons grandi en croyant que nous n'arriverions jamais à obtenir la reconnaissance de nos parents et des adultes qui nous entouraient ; puis nous avons cherché l'amour et la reconnaissance de nos maîtres, de notre conjoint, de quelqu'un d'autre. Mais on ne trouve jamais cette reconnaissance, cet amour absolu, parce que tout le monde recherche le même. Et nous avons grandi en nous accordant peu de valeur, sans savoir que chacun aime comme il peut et pas même comme il voudrait qu'on l'aime, et que la seule personne qui puisse nous donner cet amour absolu, parce qu'elle sait ce dont nous avons besoin, la seule qui peut nous donner cette reconnaissance absolue, parce qu'elle sait ce que nous avons fait, ce que nous avons réussi et avec quels efforts, c'est nous-même.

Nous allons faire maintenant un exercice pour nous donner cet amour et cette reconnaissance dont nous avons tant besoin et que nous avons tant espéré.

### Exercice pour apprendre à nous aimer et à nous reconnaître comme nous en avons besoin

Prends un moment pour t'installer confortablement, là où tu es... les yeux fermés, appelle ta Sagesse Universelle et mets-toi dans ses mains, entre en elle... et imagine maintenant que tu te tiens toi-même dans tes bras, nouveau-né, puis sur tes jambes, à quelques mois... et là, à côté, c'est toi, âgé à peu près d'un an, à cet instant où tu te prépares à marcher et à explorer le monde... Imagine-toi, à tes côtés, toi à tous les âges, depuis tout bébé jusqu'à ton âge actuel... et au-delà de ton âge actuel... jusqu'à te voir comme un homme ou une femme plus âgé... fort... plein de sagesse et de paix intérieure... très satisfait d'avoir vécu comme il a vécu, de tout ce qu'il a surmonté pour grandir...

Présente-toi à ces autres toi-même. Dis-leur JE SUIS (énonce tous tes noms), JE SUIS vous tous, et raconte-leur comment tu as passé, comment ils ont passé tant d'années à chercher un amour que les autres ne pouvaient pas donner, sans savoir que cet Amour que tu cherchais était en toi, en espérant une reconnaissance que les autres ne pouvaient pas te donner parce que toi seul tu sais les efforts qu'il t'a fallu faire et la valeur de ce que tu as réussi. Mais dis-leur que c'en est déjà fini avec ça parce que tu vas maintenant leur donner cet amour qu'ils cherchaient depuis toujours. C'en est fini d'exiger ou de mendier de l'amour. Et tu vas aussi leur donner cette reconnaissance dont ils ont tant besoin, pour avoir bien fait les choses.

Répète-leur à voix haute, ce que je vais te dire, si tu es un homme au masculin, si tu es une femme au féminin :

> Je Suis (ton nom complet), je suis vous tous, et au nom de celui que Je Suis, je vous promets, je me promets, de m'aimer toujours, absolument et sans condition, tel que je suis, dans ma totalité, avec ce qui me plaît et ce qui me déplaît de moi, avec mes qualités et mes défauts, avec mes succès et mes erreurs qui m'ont fait grandir.
>
> Je me promets de m'aimer toujours, absolument et sans condition, quoi que je fasse ou que je ne fasse pas. Je me promets de m'aimer toujours, absolument

et sans condition, quoi qu'il se passe, quoi qu'il arrive, quoi que fassent les autres, quoi qu'ils disent, quoi qu'ils pensent, et je reconnais qu'à chaque instant de ma vie j'ai fait du mieux que j'ai pu. Et je m'en félicite.

Et maintenant, donne-toi cet amour que tu viens de te promettre. Embrasse-toi à tous les âges, touche-toi, caresse-toi, en te donnant enfin cet amour que tu as si longtemps espéré. Tu es en train d'apprendre à t'aimer, toi, absolument et sans condition, au-delà de ce que disent ou font les autres, au-delà de ce qui se passe.

Sens comme cet amour jaillit de toi, de ton cœur, de toi dans ta totalité, sens-le dans ta peau et à l'intérieur de toi, et prends plaisir à te donner et à recevoir enfin cet amour tant désiré, tant espéré. Félicite tous ces autres toi-même pour ce qu'ils ont fait, même dans des situations difficiles, ils ont survécu et ils sont là… et toi seul tu sais les efforts qu'il t'a fallu faire à chaque instant pour agir, réagir du mieux que tu as pu…

Maintenant invite tous ces autres toi-même à entrer en toi, grâce à ta respiration, de manière bénéfique, de manière protégée, à s'installer en toi, à chaque respiration, à prendre leur place en toi, à remplir tous tes vides, tous tes creux, à te remplir, pour qu'ils continuent à t'aimer, à t'accompagner de l'intérieur, et tu continues à les protéger, à les serrer contre toi, en les félicitant, en les reconnaissant tout le temps, à partir de maintenant et pour toujours.

Tu es en train d'apprendre à être plein de toi, à être aimé absolument et de manière inconditionnelle, aimé et reconnu de l'intérieur. C'est alors très facile de recevoir l'amour que les autres te donnent, comme ils peuvent te le donner, comme un cadeau de la vie.

Et maintenant, laisse venir à ton esprit ces moments où AVANT tu te sentais mal parce que les autres étaient comme ils étaient, parce qu'ils ne t'aimaient pas ou ne te reconnaissaient pas comme tu le désirais, et observe comme MAINTENANT que tu es plein, plein de toi, que tu t'aimes déjà de cet amour absolu, inconditionnel, juste comme tu as besoin qu'on t'aime, que tu reconnais tes mérites, tu reçois l'amour que les autres te donnent, avec joie, avec sérénité, comme un cadeau de la vie, et que tu le savoures.

Reste-là le temps que tu veux, à savourer ce moment, à apprendre à recevoir l'amour que les autres te donnent, à te donner cet amour à toi, à te féliciter, à te reconnaître, sachant que chaque fois que tu le désires, tu peux retrouver et revivre ces moments et, surtout, que tu peux continuer à te donner l'amour dont toi, moi, tout le monde, a besoin… Tu te remplis de toi, à mesure que ta Sagesse Universelle, ton Essence, construit une réalité d'acceptation, de reconnaissance et d'amour… maintenant… et la nuit, pendant que tu dors profondément et que tu te reposes pour te réveiller le matin reposé, sachant que tu es déjà plein de toi… Maintenant, fais une respiration profonde et ouvre les yeux, et si tu veux, étire-toi un petit peu pendant que tu retrouves un esprit clair et reposé.

Souviens-toi que tu es déjà plein de toi, d'amour pour toi, de reconnaissance envers toi.

***Commentaires au coordinateur du groupe***

D'après notre expérience, beaucoup de personnes préfèrent ne pas commenter cet exercice qui est très émouvant. Donnez-leur la possibilité de le faire en disant : *si vous voulez, vous pouvez commenter l'exercice, mais si vous préférez garder pour vous cette belle expérience, c'est bien.*

Rappelez-leur qu'ils peuvent refaire cet exercice autant de fois qu'ils le veulent, et que le meilleur moment c'est au lit avant de s'endormir.

Demandez seulement si tout le monde va bien, et si ça n'est pas le cas pour quelqu'un, le travailler comme d'habitude

***Commentaires des participants***

## 3. Le besoin d'auto-réalisation

On a besoin de s'accomplir, de se réaliser, en développant nos connaissances, nos valeurs. C'est un besoin fondamental, on y est poussé…

Mais comment le satisfaire ? Jusqu'où ? Dans quelle direction ? On a besoin de donner du sens à notre existence, d'être attiré vers quelque chose… C'est à nous de décider où nous voulons aller.

## Exercice pour satisfaire le besoin de se réaliser

Les yeux ouverts ou les yeux fermés, sens ta respiration et observe comme, sans que tu n'aies rien à faire, elle te fait sentir, chaque fois plus forte, la présence de « celui qui veut aller bien »... Perçois les sensations qui l'accompagnent, comme tu te sens grand... droit, vertical... à ta place... déterminé... en sécurité dans ton espace intérieur... en confiance avec toi-même... vraiment dans la peau de « celui qui veut aller bien ». Installe-toi confortablement, comme si tu t'installais pour regarder un film sur un grand écran... juste regarder, sans rien vouloir changer, ni les acteurs ni le scénario... Et laisse ta Sagesse Universelle projeter sur l'écran de tes paupières « *Les aventures de celui qui veut aller bien* »... sachant que, de toute façon, c'est un film plein d'espoir, parce que le héros est plein de ressources, parce qu'il est guidé par sa sagesse intérieure qui lui dit quoi faire... Et je me tais quelques instants pour te laisser profiter...

Et maintenant, entre dans l'écran, entre dans la peau de ce héros, toi dans ta totalité, riche de tout ce qui te constitue... parce que tu sais dire « je veux »... et il y a déjà beaucoup de choses que tu veux... pour vivre la vie que tu veux vivre... pour te sentir comme tu veux te sentir... pour te comporter comme tu veux te comporter... et cheminer sur un chemin qui soit doux sous tes pas... vers la destination que tu désires... en compagnie de qui tu veux... et observe comme le tableau de ton avenir souhaité que tu as commencé à peindre ici devient le film de ta vie.

Prends tout le temps qui t'est nécessaire de ton temps intérieur pour vivre cette aventure... l'aventure que tu as besoin de vivre... et quand tu es prêt, fais une respiration différente et reviens ici commenter cette expérience.

***Commentaire au coordinateur du groupe***

Demandez aux participants de donner quelques éléments de leur aventure.

***Commentaires des participants***

# En fin de séance

Leur demander d'ici la prochaine séance :

- de se mettre régulièrement dans la peau de « celui qui va bien »
- d'observer comme les masques continuent à se décoller
- d'imaginer ou de se rappeler *Les aventures de celui qui va bien*

# Chapitre 8

# Révision des stratégies pour éviter les risques et évaluation

## Introduction

Demander comment s'est passée la semaine. Se sont-ils souvenus de se mettre à la place de « celui qui va bien » ? Se sont-ils rendu compte comme les masques continuent à se décoller ? Se sont-ils souvenus de regarder, ont-ils imaginé ou complété *Les aventures de celui qui va bien* ?

***Commentaire au coordinateur du groupe***

Cette séance est consacrée au travail en petits groupes et à la révision de ce qui a été appris jusqu'à maintenant. C'est pourquoi les exercices portent sur la façon dont nous apprenons à apprendre, pour terminer en testant en imagination ce qu'ils utilisent déjà de ce qu'ils ont appris, en l'améliorant et en y prenant plaisir jusqu'aux moindres détails.

### Exercice : Révision des stratégies en petits groupes

Après avoir répondu aux premières questions, qu'ils se réunissent en petits groupes pour commenter leurs stratégies : si elles leur ont servi, comment ils les ont modifiées, leurs succès et leurs échecs que l'on regarde comme des occasions de grandir en essayant quelque chose de différent.

Ensuite, l'ensemble du groupe se réunit pour que chaque petit groupe partage le plus important de ce qui s'est dit. Enfin, les encourager tous à donner des idées à leurs compagnons.

# Introduction au thème : comment nous apprenons à apprendre

Les êtres humains apprennent par essais et erreurs, en testant et en répétant… C'est ainsi que l'on a appris les choses les plus importantes dans la vie ; on a appris à parler en écoutant des sons, en essayant de deviner ce que voulaient dire les gestes et les tons de voix. On a passé des heures et des heures à répéter des sons, babababa, bébébébé, en prenant plaisir à la sensation des sons qui sortaient de la bouche, aux vibrations dans la gorge, en prenant plaisir à écouter notre propre voix… puis à essayer d'articuler des mots. Puis c'est devenu un jeu de devinette : on disait quelque chose et les adultes de notre entourage, nous prêtant toute leur attention, essayaient de deviner ce que l'on voulait dire. S'ils ne le devinaient pas, on essayait alors de le dire d'une autre manière jusqu'à se faire comprendre… on essayait tant qu'on n'était pas compris, et on finissait par trouver le mot juste parce que tant qu'on se rendait compte que ce n'était pas correct, on cherchait à le dire d'une manière différente. C'est parce qu'on était motivé et qu'on se rendait compte que ce n'était pas correct (en observant notre erreur) et que l'on essayait à nouveau de le dire d'une manière différente.

C'est ainsi que nous avons aussi appris à marcher. Quand, après de multiples efforts, nous sommes arrivés à tenir debout sur nos deux pieds, ça n'a pas été facile de garder l'équilibre… ! et encore moins de lever un pied pour faire un pas ! Bien sûr, nous sommes tombés et nous nous sommes relevés plusieurs fois, en testant, en essayant des manières différentes de balancer le corps, de maintenir l'équilibre et de faire chaque mouvement… en apprenant toujours de nos erreurs… Puis nous avons appris à monter des escaliers… et à les descendre… grâce au fait que nous sachions marcher… Puis à faire du tricycle et de la bicyclette… À comprendre et à parler d'autres langues, grâce au fait que nous sachions parler… toujours en continuant d'apprendre, de commettre des erreurs, de les observer, en modifiant, en cherchant de nouvelles stratégies…

Pourtant, nous grandissons en finissant par croire que les erreurs sont mauvaises, qu'il ne faudrait jamais en faire. Nous avons oublié qu'elles sont indispensables, que c'est en les observant qu'on fait quelque chose de différent, que c'est en les observant qu'on grandit, que c'est en les observant qu'on apprend. Nous allons faire un exercice pour rappeler au petit enfant que nous avons été que c'est normal de se tromper.

### Exercice pour être en paix avec nos erreurs

Les yeux fermés, appelle ta Sagesse Universelle, entre en elle et demande-lui de l'aide… Et maintenant, souviens-toi de cette petite fille, de ce petit garçon, ce petit enfant qui croyait que c'était mal de se tromper… Dis-lui qui tu es toi, tu es lui bien des années plus tard. Et dis-lui que tu viens pour l'aider… Explique-lui l'importance des erreurs, parce que c'est seulement en les observant que nous pouvons apprendre que nous avons mal fait et le faire alors d'une autre manière… et emmène-le parler aux adultes pour leur dire que c'est normal de se tromper et qu'il va continuer de se tromper et d'apprendre des erreurs… Invite-le à entrer avec toi dans la Sagesse Universelle, ou à l'intérieur de toi… pour que, en toi, il puisse jouer à se tromper sans que ce soit grave, et même prendre plaisir à le faire… Remercie ta Sagesse Universelle, fais une respiration à ta convenance et ouvre les yeux pour partager ton expérience.

***Commentaires des participants***

## Introduction au thème d'être ami avec nos erreurs

Nous avons déjà vu que la seule façon humaine d'apprendre, c'est par essais et erreurs, et nous avons emmené ce petit enfant, ou plutôt vous l'avez emmené dire aux adultes qu'il est normal de se tromper, et vous avez tranquillisé ce petit enfant qui croyait qu'il faut être parfait. Maintenant, nous allons faire un pas de plus. Nous allons devenir amis avec les erreurs et leur demander de faire partie de notre vie et de continuer à nous aider à grandir.

***Commentaire au coordinateur du groupe***

Donnez des exemples d'erreurs qui vous ont aidé à grandir, et demandez aux participants de faire de même.

### Exercice pour être ami avec nos erreurs, leur demander pardon pour les avoir enfouies et les inviter à faire partie intégrante de notre vie

Les yeux fermés et à l'intérieur de ta Sagesse Universelle, laisse revenir des souvenirs, de manière protégée, de moments où tu t'es trompé, et remercie cette erreur de t'avoir fait grandir... Parle avec ce toi-même à ce moment-là, et explique-lui l'importance que cette erreur a eue pour toi, et ensemble, remerciez cette erreur. Fais de même avec toute autre erreur qui apparaît dans tes souvenirs... en te tranquillisant toi à cet âge-là, et en remerciant tous les deux l'erreur en question.

***Commentaire au coordinateur du groupe***

Marquer une pause de deux ou trois minutes, en répétant les phrases précédentes, puis poursuivre.

Invite maintenant ces erreurs, et n'importe quelle autre qui apparaîtrait, à faire désormais partie de ta vie... Demande-leur pardon pour avoir essayé de les enfouir... pour ne pas t'être rendu compte qu'elles t'aidaient. Invite-les à faire partie de ta vie... promets-leur que tu vas les reconnaître... apprendre ce qu'elles ont à t'enseigner... grandir et changer avec elles... et remercie-les par avance... Demande à ta Sagesse Universelle qu'elle t'aide à réaliser cet objectif, à remplir cette promesse, remercie-la, fais une respiration différente et ouvre les yeux.

***Commentaires des participants***

## Introduction à l'exercice pour récupérer et améliorer nos apprentissages

Nous allons faire maintenant un exercice pour récupérer nos apprentissages, ceux de la vie, ceux de ce groupe, pour continuer à les utiliser et à les améliorer... en sachant qu'il est normal de se tromper, et apprendre de ces erreurs.

### Exercice pour récupérer et améliorer nos apprentissages

Les yeux ouverts ou les yeux fermés, appelle ta Sagesse Universelle… entre en elle, mets-toi dans ses mains… remercie-la pour tout ce que tu as appris dans la vie et dans le groupe… remercie-la parce que chaque apprentissage en facilite de nouveaux, différents, plus complets… Et laisse venir des images de tout ce dont nous avons parlé… où tu es en train de profiter de chaque instant, de chaque détail… ou peut-être de souvenirs que tu as vécus dans ce groupe… en y prenant aussi plaisir… de ce qui s'est passé dans ta vie depuis que tu viens ici… et comme tu as appris à prendre plaisir aux changements jusque dans leurs moindres détails… de la façon dont tu as appris… en testant et en répétant, en te trompant et en observant les erreurs… de la façon dont tu as grandi… en y prenant plaisir… Et peut-être que maintenant tu te rends compte ou peut-être pas… comme ta vie en ce moment est différente, en général… ou dans de petits détails… comme c'est différent dehors… ou maintenant dans ton imagination… en train de changer… de tester… d'essayer… d'apprendre des erreurs… de grandir… de prendre plaisir à chaque tout petit détail…

Reste-là un moment à prendre plaisir et à remercier et, quand tu le veux, fais une respiration différente et, en gardant les sensations agréables que tu as maintenant, ouvre les yeux pour commenter cette expérience…

***Commentaires des participants***

## Évaluation : qu'est-ce que je garde de ce groupe ?

***Commentaires au coordinateur du groupe***

Faites ensuite, sur un tableau blanc ou noir, une liste de toutes les techniques qu'ils ont apprises et qui leur sont utiles. S'ils en ont créé d'autres, intégrez-les dans la liste.

Assurez-vous qu'ils savent tous utiliser toutes les techniques, et que celui qui en a créé une de plus l'expose.

## Dernier exercice : Essayer

Appelle ta Sagesse Universelle, entre en elle… mets-toi dans ses mains… et maintenant imagine que tu es déjà en train d'utiliser différentes techniques, différentes stratégies et différentes ressources pour vivre comme tu veux vivre… et te sentir comme tu veux te sentir… Et le plus important… c'est que… quoi qu'il se passe… tu es en train de profiter de ce dont tu peux profiter dans chaque situation… Reste-là un moment… à tester et à essayer… confortablement… en y prenant plaisir… tout le temps qui est convenable pour toi… pendant que je t'accompagne avec ma respiration…

***Commentaire au coordinateur du groupe***

Accordez-leur quelques minutes en répétant de temps en temps : *en testant… en essayant… confortablement… automatiquement… en y prenant plaisir… en apprenant des façons nouvelles… en apprenant des erreurs…* de préférence en utilisant pour chaque mot des tons différents de voix, par exemple en épelant, en chuchotant, et conclure :

## Fin de l'exercice

… et quand tu le veux, remercie ta Sagesse Universelle de toute son aide au cours de ce processus, et en gardant à portée de main tous les apprentissages utiles pour toi et les sensations agréables que tu as maintenant, fais une respiration à ta convenance et ouvre les yeux, pour commenter…

***Commentaires des participants***

***Commentaires au coordinateur du groupe***

Différentes possibilités pour conclure avec le groupe :

1. Organiser une rencontre amicale où chacun apporte quelque chose à manger ou à boire pour partager, et fêter la fin du travail en groupe.
2. Leur remettre formellement un diplôme.

Si le coordinateur estime que des participants ont encore besoin d'aide, il est extrêmement important qu'ils puissent continuer à l'obtenir dans des séances individuelles ou qu'ils soient orientés vers des professionnels qui travaillent de préférence avec les techniques éricksoniennes et/ou la thérapie orientée vers les solutions.